ÉLÉMENS
DE L'ART VÉTÉRINAIRE.

ESSAI
SUR LES APPAREILS
ET
SUR LES BANDADES
PROPRES AUX QUADRUPÈDES.

ÉLÉMENS
DE L'ART VÉTÉRINAIRE.

ESSAI
SUR LES APPAREILS
ET
SUR LES BANDAGES
PROPRES AUX QUADRUPÈDES,

A l'usage des Élèves des Écoles impériales vétérinaires.

AVEC FIGURES.

Par Cl. BOURGELAT,

Directeur et Inspecteur général des Écoles vétérinaires, Commissaire général des Haras du Royaume, Correspondant de l'Académie royale des Sciences de France, Membre de l'Académie royale des Sciences et Belles-Lettres de Prusse, ci-devant Écuyer du Roi et Chef de son Académie établie à Lyon.

DEUXIÈME ÉDITION.

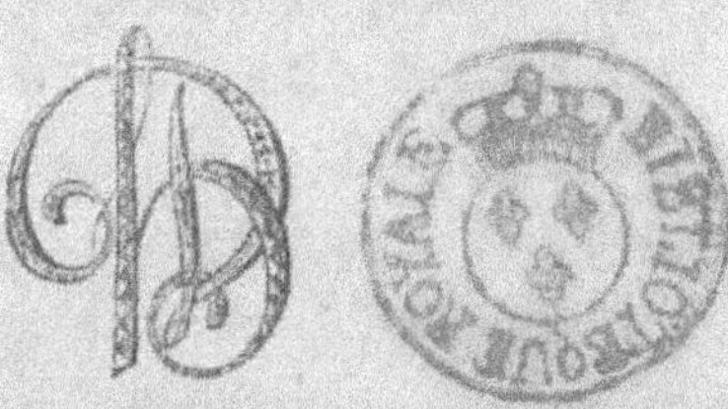

PARIS,

De l'Imprimerie et dans la Librairie Vétérinaire
de Madame HUZARD (née VALLAT LA CHAPELLE),
RUE DE L'ÉPERON, N°. 7.

1813.

AVIS DE L'ÉDITEUR.

Bourgelat publia la première édition de cet ouvrage en 1770; elle fut imprimée, ainsi que plusieurs autres de ses ouvrages, à l'Imprimerie royale : comme celle-ci elle est de format in-8°, et a xiij pages pour le titre et l'avertissement, 154 pages de texte, un feuillet pour un avis au relieur et XXI planches. Dans l'*Avertissement*, l'auteur indique le plan qu'il a suivi, l'état de nos connoissances sur cette partie à l'époque où il écrivoit, les collaborateurs dont les travaux lui ont été utiles, et auxquels il se plaît à rendre la justice qu'ils méritent. Il se plaint, comme il l'avoit déjà fait dans la préface de quelques autres ouvrages, des copies infidèles écrites par les élèves dans un idiome corrompu, sous une forme totalement pervertie, et semées d'erreurs ; copies qui leur font perdre un temps précieux, en même temps qu'elles ne peuvent que les égarer; et il répond à quelques critiques dirigées contre les Écoles vétérinaires en rendant compte des succès des élèves et de la confiance du Gouvernement, qui, à cette époque, venoit d'envoyer à l'École d'Alfort un élève par chaque corps de cavalerie.

Cet ouvrage, malgré ce que *Lafosse* a publié en 1772, dans les planches 53, 54, 55 et 56, de son *Cours d'Hippiatrique*, est encore aujourd'hui le plus étendu et le seul véritablement élémentaire que nous ayons sur cette partie de la science vétérinaire.

Il a été traduit en allemand et imprimé à Berlin : *Versuch über die Bandagen, und die bei den æuszerlichen krankheiten der pferde und der vierfüszigen thiere überhaupt schicklichsten chirurgischen vorrichtungen. Zum gebrauch der vieharzeneischulen, und für liebhaber der thierarzeneikunde. Von Herrn* BOURGELAT, *ehemals direktor*

*der franz. Vieharzeneischulen. Aus
dem Franzœsischen. Mit XXI kupfer-
tafeln. Berlin, bei* F. T. Lagarde. 1801.
In-8°. de xvj pages pour le titre, l'épitre
dédicatoire du traducteur et l'avertissement de l'auteur ; 142 pages pour le texte
et pour la table des matières, et 21 planches comme dans l'original.

Le traducteur, M. *Gruvel*, D. M.,
connu par d'autres traductions dont il a
enrichi l'Allemagne, et attaché aujour-
d'hui au Conservatoire des Arts et Mé-
tiers, à Paris, comme bibliothécaire, a
dédié cette traduction à M. *Huzard*, avec
lequel il est lié par une longue amitié, et
qu'il a souvent secondé dans la formation
de sa bibliothèque par ses connoissances
étendues en bibliographie zoologique.

Il a suivi la marche de l'auteur ; mais
il a reporté la description des deux travails
pour les chevaux et pour les bœufs, qui,
dans l'original, forme la seconde partie,
à la fin, où elle forme la troisième, et il
y a ajouté une table.

La nouvelle édition que je publie aujourd'hui, est entièrement conforme à la première ; je me suis borné à y ajouter les nouvelles mesures à côté des anciennes ; et, à l'exemple du traducteur allemand, j'y ai joint une table pour faciliter la recherche des objets dont on a besoin.

Paris, 1ᵉʳ. janvier 1813.

✻✻✻✻✻✻✻✻✻✻✻✻✻✻✻✻✻✻✻✻✻✻✻✻✻✻✻✻✻✻✻✻✻✻✻✻✻

AVERTISSEMENT.

Les opérations manuelles seroient en général plus dangereuses qu'utiles, et l'action de la plupart des topiques sans effet, si une mécanique industrieuse et raisonnée n'en préparoit et n'en assuroit le succès, et si le génie de l'artiste, sollicité et mis en mouvement par de premières notions, ne venoit à son secours dans une infinité de cas non prévus et de circonstances hors des règles.

La partie des appareils et des bandages n'est donc pas un des points les moins inté·ressans de la chirurgie. Hippocrate *fut pénétré de cette vérité ;* Galien *a laissé sur cette matière un très-ample traité, que les commentaires de* Vidus Vidius *n'ont pas rendu plus accessible à ceux qui tenteroient d'abord d'y puiser des lumières : et les écrits de* Paré, *de* Jacques de Marque, *de* Verduc, *de* Leclerc, *de* Bassius, *d'*Ulhoorne, *du célèbre* Heister, *et de M.* Suë, *prouvent assez de quelle importance peut être cette*

1

portion de la doctrine des pansemens. Les connoissances que ces mêmes écrits renferment ne sont pas à la vérité des lois dont on ne puisse s'écarter, parce qu'un art dans l'exercice duquel l'esprit doit sans cesse diriger la main, ne sauroit être constamment asservi à des modèles; mais les principes une fois établis, c'est à l'homme instruit à les étendre, à les resserrer, à les combiner, à en imaginer de nouveaux dans le besoin, et à se frayer, en un mot, des routes qui le rendent supérieur à toutes les difficultés et à tous les obstacles.

Jusqu'ici l'art vétérinaire a été pour ainsi dire un art sans art, également dénué de préceptes et d'exemples. Des recettes informes amoncelées d'âge en âge en font toute la richesse; d'une autre part, on s'est armé du feu et du couteau; on a brûlé, on a coupé indistinctement au milieu des ténèbres épaisses qui voiloient la structure et l'usage des parties sur lesquelles on opéroit; rien de rationel, nulles vues, nulle méthode, nulle trace, ni dans les auteurs anciens, ni dans les ouvrages même les plus récens, du plus léger progrès de la chirurgie des ani-

maux ; nuls vestiges des appareils, ni des bandages contentifs des médicamens, ni des bandages contentifs des parties ; des embrocations, le plus souvent capables de contrarier et d'étouffer les efforts de la nature, sont encore, relativement à différentes portions du corps des brutes, les uniques secours, suggérés sans doute par la facilité des poils à retenir les graisses et les huiles ; et tels ont été les malheureux effets d'une routine aveugle et méprisable, que les événemens les plus funestes et les plus multipliés n'ont pu guérir les artistes, qui n'ont jamais procédé que d'après elle, de l'insensibilité la plus opiniâtre sur la grossièreté de leurs écarts et sur l'énormité de leur misère.

Dès le moment où nous jetâmes les premiers fondemens de nos Écoles, nous sentîmes la nécessité de parer dans nos hôpitaux à l'introduction des vices d'une habitude acquise dans les boutiques, et d'indiquer à nos élèves les moyens d'une pratique saine et d'une main-d'œuvre raisonnée ; nous réduisîmes en leçons ce que l'expérience, qui naît d'une suite d'observations faites avec soin, nous avoit appris à nous mêmes; bientôt ces leçons, par une sorte de trafic, furent répandues et passèrent au-dehors, mais sous un idiome corrompu et sous une forme totalement pervertie; l'Essai que nous publions aujourd'hui rectifiera les erreurs semées dans ces copies infidèles.

Nous l'avons divisé en trois parties.

La première contient l'exposition de toutes les pièces à employer dans les pansemens, et les règles générales à observer dans l'emploi qu'on en peut faire. Quelque abrégée qu'elle soit, nous voyons qu'elle suffit à ceux de nos élèves qui, dans le traitement des maladies extérieures, travaillent avec intelligence et avec réflexion.

La seconde est moins notre ouvrage que celui de M. Goiffon; une ancienne amitié l'a porté à unir les plus grands talens à notre zèle; c'est lui qui a dirigé la construction du travail destiné dans nos hôpitaux à contenir les chevaux, ainsi que celle du travail pour les bêtes à cornes. On lui doit aussi la description de ces deux édifices, et nous la donnons d'autant plus volontiers ici, qu'en acquittant l'École envers lui, nous répondons

encore au désir qu'on nous a témoigné d'en
connoître parfaitement les conditions et la
structure. L'ordre et la netteté qui règnent
dans cette description, l'exactitude de l'auteur dans l'expression des dimensions, des
formes et des usages de chaque pièce, don-
neront infailliblement des lumières sûres et
nouvelles à ceux qui, après avoir fait prendre
légèrement des mesures de notre charpente,
se sont flattés d'être assez instruits pour
présider à l'élévation d'un travail pareil,
et pour lui donner même un degré de perfection de plus.

Dans la troisième partie de cet Essai, nous
avons rassemblé tous les bandages que nous
pratiquons le plus communément : nous les
avons rangé chacun en particulier, selon les
différentes portions du corps du cheval, en
commençant par la tête et en suivant ainsi
toute la machine. Les ferremens qui en terminent les détails sont le fruit des recherches
de M. Chabert, élève, aujourd'hui placé à
la tête de nos hôpitaux dans l'École de Paris,
et assuré, par la rapidité de ses progrès, d'une
réputation qui seule suffiroit pour convaincre
à jamais de l'utilité de nos établissemens.

Nous ne tairons point aussi la part que M. Flandrin, son adjoint et son neveu, y a eue ; cette justice que nous lui rendons publiquement ne l'enorgueillira point, et nous ne craignons pas que le souvenir de ce qu'il doit à des premières instructions, et le besoin des efforts que l'art exige encore de lui, puissent lui en être moins présens.

Mais quelque attention que nous ayons eue à donner à la description à laquelle nous nous sommes livrés toute la clarté que nous étions capables d'y mettre, nous n'avons pu nous déguiser l'obscurité qui pouvoit rendre l'exécution de ces bandages et de ces ferremens difficile ou même impossible, si, contens de parler à l'esprit, nous ne présentions rien aux yeux. Nous nous sommes donc déterminés à faire dessiner et graver le tout dans vingt-une planches. M. Vincent, l'un de nos élèves, adjoint de M. Goiffon dans notre École, s'est chargé lui seul de cet ouvrage, ainsi que du soin de dessiner et de graver pareillement les travaux ; nous applaudissons avec plaisir et avec reconnoissance à son zèle : mais c'est au public plutôt qu'à nous de juger et d'apprécier son mérite en ce genre.

Au surplus, la récompense la plus flatteuse de nos veilles et de nos peines est dans le bien que nous opérons. Déjà nous commençons à apercevoir la possibilité de l'heureuse révolution que nous désirons de produire ; l'art prend une forme : les succès de nos élèves consolent et rassurent une multitude de cultivateurs : des nations étrangères se voient forcées à réclamer leurs services : nos Écoles se peuplent de sujets que l'intrigue et le préjugé sembloient éloigner de nous, mais que l'intérêt et la vérité nous amènent : enfin une confiance qui nous honore, nous permet d'espérer de porter dans les corps chargés de la défense de l'État des lumières nécessaires à la conservation des animaux précieux qui font une partie de leurs forces : tout paroît donc se réunir pour repousser les traits que l'envie lance contre notre entreprise, et qui seroient sûrement moins aiguisés si notre désintéressement étoit mieux connu ; car cette passion basse et malheureusement si commune, grossissant toujours les prospérités des autres pour s'en affliger, ne s'attache jamais à la chose, et a bien moins pour objet, surtout dans ce siècle, les personnes en elles-mêmes que les vils avantages qu'elle croit que leurs travaux leur procurent.

ÉLÉMENS

DE L'ART VÉTÉRINAIRE.

DES APPAREILS

ET DES

BANDAGES EN GÉNÉRAL,

OU

Exposition de toutes les Pièces à employer dans les Pansemens; et Règles générales à observer dans leur emploi.

I.

Par le terme d'*appareil*, nous entendons, dans la chirurgie vétérinaire comme dans la chirurgie du corps humain, l'assemblage de toutes les substances nécessaires à un pansement; et nous appelons du nom de *pansement* l'application méthodique de toutes les pièces d'un appareil, c'est-à-dire de toutes les choses convenables au traitement d'une maladie extérieure.

II.

Ces choses sont, quant à la matière, la charpie, l'étoupe, la toile, la peau, les rubans de fil, le bois, le cuir, le fer, etc. De ces substances différemment unies, taillées, figurées, arrangées, forgées, on fait des *bourdonnets*, des *tentes*, des *mèches*, des *plumasseaux*, des *étoupades*, des *compresses*, des *bandes*, des *bandages*, des *ferremens*, des *liens*, des *attelles*, etc. Nous ne comprenons point ici les topiques qu'on y joint, et qu'on y ajoute le plus souvent, tels que les décoctions de plantes, des liqueurs spiritueuses, des baumes, des huiles, des onguens, des emplâtres, etc.; de vraies lumières sur l'usage et l'application de ces médicamens exigent d'autres détails; nous ne pourrons nous dispenser néanmoins de faire une légère mention des emplâtres, attendu qu'on peut en employer quelques-uns assez fréquemment pour soutenir d'autres pièces.

III.

La *charpie* est un amas d'une certaine quantité de filamens, dont la toile est tissue. On fait la *charpie* en effilant simplement un morceau de toile d'une grandeur proportionnée à la

longueur dont on la veut : cette action, qui
semble demander beaucoup de patience, est
aisée et prompte lorsque l'on observe de tirer
les fils exactement dans leur sens, selon leur
étendue, et de les reprendre dans un autre
sens quand ils sont cassés. On doit choisir
de la toile médiocrement fine, unie et très-
propre, et nous observerons que la *charpie*
est beaucoup plus commode pour l'emploi,
lorsqu'on abandonne, en la faisant, les fils à
l'arrangement fortuit qu'ils prennent en tom-
bant. On la fait encore plus simplement en
ratissant un morceau de toile avec quelque
instrument tranchant ; le duvet que l'on en
obtient sert à couvrir des plaies, dans lesquelles les chairs croissent et se régénèrent
au-delà de ce que l'on désire ; on l'emploie
alors sous une forme sèche.

I V.

Personne n'ignore que ce que l'on appelle
du nom d'*étoupe* est ce que les filassiers regardent comme la moindre filasse : cette substance est à peu près pour le pansement des
animaux, ce qu'est la *charpie* relativement au
pansement des hommes ; celle-ci entraîneroit
le maréchal dans une dépense considérable,

par la quantité qu'il se verroit obligé d'en
consommer. Il fait ordinairement usage de la
première comme le chirurgien fait usage de la
seconde, soit qu'il s'agisse de garnir des plaies
profondes, soit qu'il ait à en couvrir la surface; il en forme par conséquent des bourdonnets, des plumasseaux, etc., etc. Il l'emploie
sèche ou chargée de médicamens; il faut cependant bannir et rejeter cette matière dans le
pansement des parties extrêmement sensibles:
nous nous en servons principalement dans celui
des parties naturellement peu douloureuses,
et où il est besoin d'une substance qui ait plus
de corps et de solidité que la *charpie*; c'est
ainsi que l'on en remplit, par exemple, toute
la cavité du pied dans certaines affections de la
sole et de la fourchette, etc., etc.

V.

Les *bourdonnets* sont de petites pelotes
d'étoupe ou de charpie roulées dans les deux
mains, à l'effet de les rendre lisses et unies, et
de leur donner une sorte de fermeté; la figure
en est ordinairement oblongue, et leur volume
est proportionné à leur usage. On les emploie
pour remplir le vide des plaies ou des ulcères
profonds, pour en absorber les matières puru-

lentes, lorsqu'il importe d'assujettir des médicamens dont on les imbibe; quand il s'agit d'opérer une compression sur des vaisseaux sanguins, dans l'intention d'arrêter des hémorragies, etc, etc. S'ils doivent être fermes, ils ne doivent point être trop durs : dans le cas où l'on pourroit craindre de ne pouvoir les retirer avec facilité des plaies qui ont une certaine profondeur, et plus encore dans la circonstance des plaies qui pénètrent dans quelques cavités naturelles du corps, où ces mêmes *bourdonnets* pourroient s'égarer et se perdre, on a la précaution de les attacher par un fil; c'est ce que l'on appelle des *bourdonnets liés*. Il est infiniment mieux d'en mettre plusieurs d'un médiocre volume dans les plaies qui présentent des cavités considérables, que d'en mettre un seul; on en garnit plus sûrement et plus aisément toutes les inégalités, et on a plus de facilité à les en tirer. On ne doit jamais, au surplus, en placer un si grand nombre, que la compression qui en résulte en puisse être trop forte; ce précepte est d'une conséquence essentielle, autrement on susciteroit l'inflammation, la douleur, et l'on donneroit lieu à l'induration des chairs. La seule circonstance d'une hémorragie est une exception à cette loi, et d'ailleurs la compression n'est le plus souvent alors nécessaire que pour un premier pansement.

VI.

Les *tentes* sont encore des espèces de *bourdonnets* faits avec de la filasse ou de la charpie. Les filamens en sont parallèlement rangés et maintenus dans leur longueur par des circonvolutions d'un fil plus ou moins serré, selon que la *tente* doit être plus ou moins ferme et dure. Quelquefois on leur donne la forme d'un clou, c'est-à-dire qu'elles sont pointues par une extrémité, tandis que de l'autre, l'étoupe n'étant point liée, présente, lorsqu'elle est rabattue, une sorte de tête. D'autres fois, dans le dessein d'éviter la douleur que peut exciter au fond de la plaie la dureté de cette extrémité pointue, on ne lie pas l'étoupe jusqu'à cette pointe; ce qui en reste sans être lié offre une espèce de pinceau qui prévient toutes impressions fâcheuses. On ne doit employer les *tentes* que rarement et avec la plus grande circonspection. A mesure que la chirurgie humaine s'est éclairée sur l'action des solides et des fluides dans la réparation des déperditions de substance, elle en a borné l'usage trop fré-

quent et peu réfléchi qu'elle en faisoit , et elle
a compris que de tels moyens contrarioient
les vues de la nature et l'assujettissoient à de
plus grands efforts par les obstacles souvent
insurmontables qu'ils présentoient et qu'elle
avoit à vaincre. L'expérience nous a prouvé à
nous-mêmes que la présence d'un corps dur
dans des plaies simples et récentes , est diamé-
tralement opposée à l'indication curative. Il arrive presque toujours en effet que les bords en
deviennent calleux ; la suppuration est difficilement légitime ou louable ; l'issue du pus
se trouve interceptée quant à ses sources ;
elle ne l'est pas moins quant à son évacua-
tion au dehors ; les matières se pervertis-
sent bientôt par leur séjour ; elles acquièrent
un nouveau degré d'acrimonie d'un pansement à l'autre, ce caractère acquis les éloigne
de toutes les conditions requises dans l'œuvre de la régénération des chairs ; retenues
et renfermées par le dilatant , elles sont solli-
citées à se frayer de nouvelles routes qu'elles
se creusent d'autant plus facilement qu'elles
sont toujours de plus en plus corrosives ; il
en résulte des sinus profonds , des ulcères
sinueux , des clapiers innombrables , des fis-

tules rebelles, souvent des délitescences ou reflux, etc., etc.

Le praticien instruit et sage n'adoptera donc les *tentes* que dans le cas d'une fistule que l'on ne pourroit dilater avec succès et dont il importe de maintenir l'ouverture jusqu'à la réplétion de tout le vide ; mais il en diminuera le volume insensiblement et les supprimera le plus tôt qu'il sera possible, etc.

Dans des circonstances de cette nature, on emploiera pareillement des *tentes*, qui non-seulement obvient à ce que l'ouverture qui existe ne se ferme, mais qui en procurent et en sollicitent l'élargissement : ces dilatans actifs sont faits avec de l'éponge préparée, ou avec quelques racines qui, susceptibles comme l'éponge de gonflement à la moindre humidité, ne peuvent que dilater le sinus ; telle est, par exemple, la racine de gentiane.

On forme encore des *tentes* avec de la toile roulée sur elle-même, et dont on fixe l'enroulement avec de la cire ou par le moyen de quelques circonvolutions de fil. Avant de la rouler on en effile les bords, c'est-à-dire les portions destinées à en être les extrémités ; ainsi chaque bout de la *tente* se trouvant garni d'une espèce de houpe, absorbe les matières qui résident dans le fond des ulcères, ou le sang qui incommode dans quelques opérations. Nous formons plus communément des *tentes* semblables avec de la filasse, en observant de les lier seulement dans leur milieu.

Les canules dont on fait usage ensuite de l'incision de la trachée-artère dans l'opération de la bronchotomie, celles que l'on emploie après l'opération de la fistule lacrymale, tiennent lieu de *tentes*, ainsi que celles dont on se sert dans la circonstance d'épanchemens considérables où il s'agit de vider une grande quantité de liqueurs en peu de temps, ou de faciliter la sortie de quelques matières, etc., etc.

Il est enfin des dilatans actifs et passifs ensemble, auxquels on peut avoir recours dans quelques cas particuliers ; et tels sont ceux qui sont composés d'une canule entourée d'éponge. L'enveloppe est le dilatant-actif, puisqu'elle est susceptible de gonflement et capable d'opérer la dilatation : la canule est le dilatant passif, puisque son office se borne à procurer une issue aux injections et aux matières suppurées. Certains sinus, certaines fistules peuvent nous mettre dans la nécessité de solliciter à la fois l'un et l'autre de ces effets.

2

VII.

Souvent nous substituons les *mèches* aux tentes, parce qu'elles n'offrent pas le même danger. On appelle de ce nom l'assemblage de plusieurs brins de filasse ou une bandelette de toile légèrement roulée, d'une longueur et d'un diamètre proportionné à l'ouverture qui doit la recevoir : on en introduit une extrémité dans une plaie qui pénètre quelque grande cavité. On s'oppose donc par ce moyen à la coalition trop prompte des bords de cette plaie, et à l'aide de cette *mèche* il se fait encore une espèce de filtration de matières, qui ne peut être que très-favorable : on l'enduit même quelquefois de médicamens convenables ; d'autres fois on se contente de l'introduire sous une forme sèche ; enfin on entretient par cette voie des communications entre plusieurs ouvertures, et alors les *mèches* font office de *séton* : dans ce cas le *séton* n'est qu'un moyen auxiliaire, car il ne peut être regardé comme moyen particulier que lorsqu'on le pratique, soit avec l'aiguille froide, soit avec l'aiguille brûlante pour former une plaie, pour en maintenir l'ouverture, et pour entretenir une suppuration artificielle, telle que celle qui résulte de l'application d'un cautère, et qui n'a pour objet que la dépuration de la masse : c'est encore dans cette même intention que les maréchaux mettent en usage ce qu'ils appellent *ortie* ; et l'on sait que l'*ortie* ne diffère du *séton* qu'en ce que ses extrémités et son corps sont introduits et noyés dans la plaie de manière à y demeurer cachés ; du reste, nous employons ici des brins de fil ou de coton au lieu de toile. Le commun des maréchaux se sert de corde, de cuir, de plomb, d'ellébore, de plumes, de paille et même de morceaux de lard ; nous osons espérer que nos élèves ne les imiteront pas.

VIII.

Les *plumasseaux* sont des espèces de coussinets faits avec de la charpie, et plus ordinairement avec de la filasse : les filamens en sont arrangés de manière qu'ils restent unis et ne forment absolument qu'un seul et même corps ; pour cet effet, après avoir joint et rangé à peu près parallèlement une certaine quantité de brins, on en remplit les bouts à une des faces, on les comprime assez fortement entre les deux mains pour les fixer, et pour que la face opposée soit fort unie.

L'épaisseur du *plumasseau* doit être telle

qu'il y ait plusieurs brins les uns sur les autres, et que le médicament dont on le garnit
ne puisse suinter et pénétrer jusqu'à l'autre
face : le plus souvent la forme en est ovalaire :
mais, eu égard à sa figure et à son étendue,
on doit toujours se régler sur la plaie dont
il faut qu'il dépasse les bords au moins de deux
ou trois fortes lignes (cinq à sept millimètres) :
il importe au surplus qu'il soit mollet, qu'il n'y
ait aucuns durillons considérables, que les
bouts que l'on veut fixer en dessous ne soient
point liés, qu'il n'y ait aucune inégalité nota-
ble, et qu'il forme, en un mot, un corps d'une
épaisseur et d'une consistance égales dans
toute sa contexture.

Ou l'on se sert de *plumasseaux* pour couvrir des bourdonnets et des tentes, ou on les
emploie seuls, afin de garantir, par la souplesse et le moelleux de leur tissu, des chairs
sensibles de l'impression des compresses et des
bandes ; ou enfin on les applique directement
et immédiatement sur des plaies : souvent on
les charge d'onguens, ou on les imbibe de
baumes et autres liqueurs nécessaires ; dans ce
dernier cas on en met quelquefois plusieurs
les uns sur les autres, comme on en met plusieurs qui s'avoisinent, lorsque la surface d'une

plaie est si large qu'il n'est pas possible de former un *plumasseau* aussi étendu.

IX.

Les *emplâtres*, considérés comme parties d'appareils, sont des pièces de toile ou de peau enduites d'un seul côté d'une matière *emplastique*.

On se propose des vues différentes en les appliquant : ces vues se réduisent en général à défendre une partie de l'accès de l'air, à maintenir le médicament qui est immédiatement appliqué sur une plaie, à favoriser la réunion des bords d'une blessure, à opérer par l'efficacité du topique appliqué une guérison entière : les intentions suggérées par les indications règlent le choix des *emplâtres*, la manière de les faire, et la substance sur laquelle il convient de les étendre.

Dans les deux premiers cas, l'espèce de matière *emplastique* à préférer n'exige pas une recherche pénible ; il suffit qu'elle soit douce, et qu'elle ait une consistance légèrement solide et principalement glutineuse ; tels sont les *emplâtres* faits avec les poix, les résines, les gommes, etc. ; on les étend alors sur de la peau, parce que la peau a plus de fermeté que la toile, et les rend plus durables.

Dans le troisième cas, et dans celui où l'on a dessein de faire ce que l'on nomme une *suture sèche*, on prend une matière plus solide et plus susceptible de coalition et d'adhérence aux bords des tégumens : on emploie à cet effet la poix cuite jusqu'à un certain point, le mastic, la colle forte, le mélange de farine de seigle et de blanc d'œuf, etc. Il est indifférent de les étendre dans cette circonstance sur de la toile ou sur de la peau ; cependant la nature de la partie, le genre de la plaie et la qualité de la substance *emplastique* déterminant souvent le praticien à cet égard, il est bon d'observer que la peau a plus de consistance ; mais d'une autre part une toile forte, prise dans la direction de ses fils, ne prête pas tant et se relâche moins.

Enfin, et dans la dernière intention supposée, c'est-à-dire dans celle où l'on croit devoir solliciter et attendre la guérison de l'effet de l'*emplâtre* même, on comprend que ce topique doit être composé d'après de saines et de justes réflexions sur le caractère de la maladie et sur les indications qui se présentent.

S'agit-il d'une tumeur ? la matière *emplas-*

tique devant être toujours, en pareil cas, employée en plus grande quantité, et l'*emplâtre* devant servir plusieurs jours, on l'étendra sur de la peau. Est-il question, au contraire, d'un ulcère ou d'une plaie? la toile sera préférable : 1°. parce qu'on renouvelle presque toujours les applications à chaque pansement, attendu l'altération que le médicament éprouve de la part des matières purulentes, et c'est ce qui engage aussi à en mettre moins abondamment; 2°. parce que ces mêmes matières suppurées pénétrant aisément au travers d'un tel tissu, s'évacuent avec liberté, et ne peuvent dès-lors nuire à la plaie par leur séjour.

L'action de raser le poil des parties sur lesquelles on a des applications d'*emplâtres* à faire, n'a pas lieu à l'égard des animaux dans les pansemens ordinaires : elle n'est essentielle que lorsqu'il est question de la *suture sèche*, c'est-à-dire de l'emploi d'*emplâtres* très-agglutinatifs. Outre qu'il seroit alors très-difficile de les lever, ils ne seroient point aussi fermement et aussi solidement appliqués sur le poil que sur la peau.

Il est encore quelques préceptes généraux à ce sujet, dont on ne doit jamais s'écarter.

L'application des *emplâtres* est interdite dans

la bonne pratique, quand il s'agit de parties enflammées, à moins que l'on ait à combattre des tumeurs qu'il importe de conduire à suppuration, et les *emplâtres* la hâtent et la favorisent ; c'est par cette raison qu'on doit les bannir lorsqu'il est intéressant de l'éviter. Souvent aussi les *emplâtres* excitent un prurit ou démangeaison si incommode dans les environs de la plaie, que l'animal est nécessité à se frotter sans cesse contre les corps quelconques qui sont à sa portée. Il détruit ainsi les bons effets du pansement le plus méthodique ; il faut substituer alors à ce genre de topique quelque pommade plus légère et moins active. Enfin tout *emplâtre* doit excéder d'un pouce (deux centimètres sept millimètres) au moins la circonférence du mal qu'il couvre, et il ne doit pas être garni entièrement et jusque dans ses bords de la matière *emplastique* dont il est chargé ; ce bord dégagé de cette matière est ce qu'on appelle la *marge de l'emplâtre.*

X.

Les *compresses* sont des morceaux de toile pliés en plusieurs doubles : le nombre qu'on en emploie, leur forme, leur volume, varient, eu égard aux différences plus ou moins sensibles qu'offrent les maladies, et relativement aux pansemens qu'elles exigent. En pareille matière il n'est possible de tracer que quelques règles générales, auxquelles le praticien habile est libre de retrancher, de changer et d'ajouter, selon ce que son génie et la nécessité lui suggèrent.

La toile dont les *compresses* sont formées ne doit point être trop grossière ou trop dure : il faut qu'elle soit propre et qu'il n'y ait ni couture ni ourlet, ni fortes inégalités : ces conditions ne souffrent aucune exception.

Dans les pansemens simples, dans ceux où il ne s'agit pas de comprimer, et où les *compresses* ne sont point chargées de médicamens, on n'en applique qu'une de deux doubles de toile, ou tout au plus de quatre. Lorsqu'on les imbibe de décoctions, fomentations, liqueurs spiritueuses ou autres, on en met plusieurs, et d'ailleurs on est le plus souvent obligé de couvrir d'une *compresse* sèche celles qui sont mouillées, à l'effet de prévenir la dessiccation et la trop prompte évaporation du médicament.

On en met encore plus d'une, quand il s'agit de garantir exactement une plaie du froid et de l'accès de l'air.

On les multiplie pareillement lorsqu'il im-

porte d'opérer une compression un peu forte.
Quelque ferme et quelque serré que soit un
bandage, son effet n'est jamais égal dans ce
cas à celui qui en résulte quand des *compresses*
fixées sur la partie forment une élévation qui le
favorise ; d'ailleurs la compression ne portant
que sur le point où il est nécessaire de l'établir, le reste de la partie n'est pas aussi fati-
gué, la circulation y est moins gênée et il en
résulte moins de gonflement ou d'enflure. Ces
considérations sont essentielles surtout dans
les circonstances d'une hémorragie, lorsque
l'action de comprimer est le seul moyen d'y re-
médier. En pareil cas les *compresses* sont encore graduées, c'est-à-dire que celle qu'on
applique immédiatement sur la plaie est petite ;
que la seconde qui recouvre la première l'est
moins ; que la troisième a plus d'étendue que
celle-ci, et ainsi successivement s'il est besoin
d'en mettre davantage.

Vainement imagineroit-on pouvoir obtenir
le même succès de la multiplicité des doubles
que de la multiplicité des *compresses* ; il faut
toujours préférer le nombre au volume ; les
pansemens en sont mieux faits, car il n'est pas
possible que dans une *compresse* pliée en une infinité de doubles et souvent imbibée de quelque

liqueur, quelques-uns de ces mêmes doubles ne se dérangent et n'offrent des plis plus ou moins considérables.

Il est de même indispensable d'en mettre plusieurs, lorsque l'inégalité des parties sur lesquelles l'appareil doit être placé nuit à la solidité du bandage, et par conséquent à son efficacité; c'est ce qui nous engage à garnir, par exemple, le bas de l'avant-bras de l'animal de *compresses* circulaires et graduées dans l'intention de le mettre au niveau de la portion supérieure.

Quant à la forme à donner aux *compresses*, on les fait le plus ordinairement carrées, quelquefois oblongues, triangulaires, longuettes, roulées, etc., etc.

On pratique aussi une ouverture dans leur milieu (et alors elles sont dites *fenêtrées*), quand on veut laisser une issue libre aux matières qui doivent s'écouler, ou un passage à une canule qu'il importe de laisser dans la plaie, ou quand il est essentiel de se ménager la facilité du pansement sans enlever tout l'appareil.

D'autres fois on fait des sections dans leurs bords; elles sont à deux, à quatre, à six chefs, etc., etc.

D'après tous ces détails, et en les résumant, on doit conclure que les *compresses* sont employées pour garantir une plaie de toute impression extérieure et étrangère, pour maintenir l'appareil qui se trouve au-dessous d'elles, pour aider à la compression, pour assurer un bandage, pour en favoriser la perfection, pour faciliter l'expulsion des matières qui séjourneroient dans le fond d'un ulcère, enfin pour fixer sur la partie les médicamens dont elles sont imbues.

L'usage en est moins commun dans le pansement des animaux que dans le pansement des hommes, du moins eu égard aux *compresses* faites avec de la toile : on y substitue des *étoupades*, c'est-à-dire, des portions d'étoupes figurées, graduées, arrangées et multipliées de manière à en tenir lieu. Il est cependant des occasions où des *compresses*, telles que celles qui sont adoptées dans la chirurgie humaine, sont évidemment nécessaires; et il est bon d'ailleurs que nos élèves soient instruits des méthodes applicables aux différens cas, à l'effet de s'y conformer, ou de pratiquer d'après une sorte d'analogie.

XI.

Les *attelles* sont des morceaux de bois destinés, dans quelques pansemens, à assurer l'appareil et à assujettir fermement une partie;

on les choisit d'un bois léger, tel que celui de sapin ou de hêtre , réduit en lames de l'épaisseur d'une ou deux lignes (deux ou cinq millimètres) : la longueur en doit être mesurée sur l'étendue de l'appareil et des compresses, qu'elles ne doivent jamais excéder : leur largeur varie selon le volume des parties ; si elles doivent être appliquées sur une surface plane, telle que celle de la poitrine , comme dans le cas d'une fracture aux côtes , on peut leur donner trois ou quatre pouces (huit centimètres un millimètre ou dix centimètres huit millimètres) de largeur, tandis que si elles sont destinées à être fixées sur les membres qui présentent une surface arrondie , elles doivent être plus étroites , et multipliées de manière qu'elles s'y placent comme de très-petits segmens de cercle , à l'effet de suivre et d'accompagner la rondeur de la partie. Nous employons à l'École impériale vétérinaire de Lyon, en pareille circonstance, à l'exemple des chirurgiens , des allumettes du pays , qui ne diffèrent des *attelles* que parce qu'elles sont soufrées à leurs extrémités.

On observe plusieurs choses dans l'application des *attelles :* 1°. on en retranche les angles ou les carnes qui pourroient offenser et blesser; 2°. on ne les applique jamais immédiatement sur la peau , on place toujours des compresses au-dessous ; 3°. on les trempe dans quelques liqueurs pour les assouplir , lorsqu'il est nécessaire qu'elles se moulent sur une rondeur ; 4°. on les assujettit les unes après les autres par des tours de bandes ou par des liens , ce qui les rend beaucoup plus stables que si on les arrêtoit toutes ensemble par des mêmes circonvolutions; 5°. on est attentif, en les situant, à éviter , autant qu'il est possible , la route des gros vaisseaux et le trajet des tendons considérables et superficiels , auxquels une compression forte pourroit nuire.

Les fractures sont les uniques cas où les *attelles* sont nécessaires; mais la fracture des mâchoires antérieure et postérieure, des os de la tête , des côtes , celles de l'avant-bras , de la jambe , du canon, du paturon, de la couronne, étant presque les seules dont on peut espérer la guérison dans le cheval, on voit que leur usage n'est pas trop familier dans la pratique de la chirurgie vétérinaire. On s'en servira avec succès dans ces différentes occasions , pourvu qu'on ait l'attention de ne les placer que sur les compresses, et même sur les premiers tours de bande , si l'on emploie une bande roulée. Quand on a recours à un bandage à plusieurs chefs, on peut les placer les premières, et avant aucune circonvolution de ces chefs; mais en même temps, comme il convient le plus souvent d'assujettir la partie par un double rang d'*attelles*, on ne doit fixer le second qu'après le premier rang des chefs posés.

XII.

Nous appelons du nom d'*éclisses* les attelles que nous destinons à contenir un appareil sur la sole ou sur le pied de l'animal : celles-ci ont moins de flexibilité ou de souplesse que les autres; aussi sont-elles communément plus épaisses, d'un bois moins pliant, et le plus souvent même faites avec de la tôle.

On les place de deux manières, en plein ou en X; en plein, lorsque les ingrédiens qui entrent dans la composition du topique ont trop de fluidité et ne sont pas assez liés; en X ou en croix, lorsqu'ils ont une certaine consistance, ou que le mal est léger, ou qu'il s'agit dans le cheval dessolé d'opérer une exacte et uniforme compression, à l'effet d'éviter que la sole charnue ne contracte des inégalités, et ne surmonte en quelques-unes des portions de son étendue, lors de sa régénération et de son accroissement.

Si dans le premier cas on use des *éclisses* de
tôle, on n'en prend que deux; l'une d'elles
garnit toute la partie, et doit par conséquent
avoir la figure d'un ovale tronqué : on engage
celle-ci en frappant légèrement avec le bro-
choir, en sorte qu'elle se trouve arrêtée par ses
côtés et par son extrémité antérieure entre les
branches, la voûte du fer et le pied. La forme
de la seconde ne diffère point de celle des attelles ordinaires; on l'introduit au talon entre
l'éponge et les quartiers; on la pousse le plus
près qu'il est possible de la première étam-
pure, afin de maintenir très-solidement celle
sur laquelle on la pose transversalement et qui
fait office de semelle : on observe qu'elle ne
déborde point le fer, attendu que l'animal
en marchant pourroit se blesser, s'atteindre,
se couper, etc., etc.

Si les *éclisses* sont de bois, on en emploie
communément trois, et quelquefois quatre :
deux ou trois d'entre elles sont taillées de manière qu'étant unies, elles représentent le même
ovale figuré par l'*éclisse* de tôle : on les engage
pareillement l'une après l'autre, après quoi on
les fixe par le moyen de l'*éclisse* transversale,
ainsi que nous l'avons dit ci-dessus.

On conçoit aisément comment on peut poser

deux *éclisses* en X ou en croix : celle qui est
engagée dans le côté droit de la voûte du fer,
est prise par son autre extrémité dans l'éponge
gauche, tandis que celle qui est engagée dans
le côté gauche de cette même voûte, est arrêtée par son autre bout dans l'éponge droite ;
l'une et l'autre décrivent donc une ligne dia-
gonale.

Quelques personnes substituent aux *éclisses*
un fer entièrement couvert ; mais il y a beaucoup d'inconvéniens à déferrer et à ferrer conti-
nuellement l'animal, surtout dans des circonstances où le pied peut être atteint de douleurs violentes, et où l'on est contraint de
réitérer souvent les pansemens. Quand même
on ne fixeroit alors le fer qu'avec quatre clous,
ces inconvéniens ne subsisteroient pas moins :
nous les évitons par la précaution que nous
avons de tronquer les fers, en les échancrant
de manière à laisser à découvert la partie souf-
frante et lésée ; ainsi, par exemple, dans le
cas d'une bléime, nous rognons le fer dans le
lieu de l'éponge qui mettroit le mal hors de la
portée des topiques à employer ; dans celui où
il s'agit de piqûre, d'enclouure, nous pratiquons une échancrure à l'endroit même qui
répond à la blessure faite, etc., etc.

XIII.

Les *liens* sont des portions de rubans de fil d'une étendue proportionnée : on s'en sert quelquefois au lieu de bandages, à l'effet d'entourer une partie couverte d'une assez grande compresse; on en arrête les bouts l'un à l'autre.

Le plus souvent les *liens* sont cousus et fixés aux bandages composés : ils les assujettissent, soit en s'attachant les uns aux autres, soit en devant s'unir par nœuds à d'autres *liens* dépendans de quelques soutiens placés à propos pour cet usage.

Il convient, dans les cas où les *liens* doivent être plus solides, et où ils peuvent être fatigués et tiraillés, de rejeter les rubans de fil, et de préférer les courroies : on les fixe alors au moyen de boucles de fer; mais le cuir neuf s'étendant toujours, on doit employer préférablement aussi des courroies qui ont servi et subi l'extension dont elles sont susceptibles.

XIV.

Le *soutien* dont nous faisons l'usage le plus fréquent pour la fixation de plusieurs liens des bandages, de l'encolure, du poitrail, de l'épaule , etc. , etc. , est un surfaix (*A , planches VII et VIII*) portant un poitrail de sangle (*b*), soutenu par une pièce pareille (*C*), qui passe sur le garrot et descend à plomb sur l'une et l'autre épaule jusqu'à ce même poitrail qu'elle supporte , et auquel elle est bredie par ses extrémités : il est bredi lui-même au surfaix , et porte plusieurs anneaux de fer (*dddd , planche VIII*), tant à sa lisière supérieure qu'à sa lisière inférieure ; il en est de même aux lisières antérieure et postérieure du surfaix (*eee*).

A la partie supérieure de ce surfaix , à cinq pouces (treize centimètres cinq millimètres) du milieu de droite et de gauche , sont appliquées et bredies des courroies (*f*) d'environ un pied (trois décimètres vingt-cinq millimètres) en allonge , ayant à l'une et l'autre de leurs extrémités des anneaux de fer (*gh*) enchapés ; les antérieures (*g*) dépassant de deux pouces (cinq centimètres quatre millimètres) la lisière du surfaix , et les postérieures (*h*) recevant chacune une des branches d'une croupière. Ces branches sont repliées sur elles-mêmes pour revenir à une boucle enchapée suivie d'un passant , au moyen de quoi elles sont susceptibles d'allongement et de raccourcissement :

on doit observer encore qu'à la naissance du culeron, de l'un et de l'autre côté, les branches qui le portent sont engagées dans des anses (i) formant une traverse terminée à l'un et à l'autre bout par un anneau aussi enchapé (k). Les branches de la croupière, ainsi que les allonges (f), se raccordent au surplus en un point, quoiqu'elles partent de deux points séparés, ainsi que nous l'avons dit; par conséquent ces mêmes allonges doivent être appliquées en biais sur le surfaix, ce qu'on ne peut faire avec justesse que sur l'animal même. Les uns et les autres des anneaux ($dddd$), ($eeee$), (g), (k), sont destinés à recevoir les liens des divers bandages qui peuvent y répondre.

Il est encore d'autres *soutiens* pour les bandages de la tête plus nécessaires dans le pansement des chevaux que des bêtes à cornes, les cornes dans ces derniers pouvant en servir au besoin, etc., etc.

X V.

Les *lacs* consistent, à proprement parler, dans ce que nous appelons communément des *cordes*; leur force et leur grosseur doivent être mesurées au besoin et à la nécessité d'asservir invinciblement l'animal.

Nous donnons quelquefois à ces *lacs* la forme d'un licou ; tel est celui que plusieurs maréchaux mettent comme licou de force au cheval, quand il s'agit de pratiquer une opération qui doit être suivie de douleurs excessives.

Les *lacs* sont encore des moyens sans lesquels il nous seroit assez difficile d'abattre et de renverser des chevaux , et par conséquent de les mettre dans une situation convenable à l'opération que nous méditons. On ne doit point au reste se servir de *lacs* à cet effet , sans l'intermède des *entravons* sur les extrémités.

Nous nommons *entravons* la partie de l'entrave qui ceint précisément le paturon (1). L'*entravon* est fait d'un cuir fort et épais , d'une longueur proportionnée à son usage , et il est garni d'une boucle servant à l'attacher, ainsi que d'un anneau de fer ; il doit être rembourré pour ne blesser en aucune manière l'animal.

Quant aux *entraves*, elles sont composées de deux *entravons* unis l'un à l'autre par une chaîne de fer ou par une lanière forte et d'une juste longueur. On met des *entraves* aux chevaux pour s'en rendre maîtres , pour les empêcher de s'écarter dans les pâturages, pour

____

(1) Voyez la description du travail pour les chevaux.

leur ôter dans l'écurie la liberté de mettre les
pieds de devant dans l'auge ou dans le râte-
lier, etc., etc. On les *entrave* diagonalement
d'un pied de devant à un pied de derrière, pour
obvier à ce que, lorsqu'ils sont entiers et libres,
ils ne couvrent des cavales. On les délivre des
entraves à l'effet de leur laisser la facilité de se
coucher. Souvent aussi les jambes d'un cheval
entravé très-long-temps s'arquent insensiblement, ses pieds tournent en dehors ou en dedans, l'aplomb se fausse, etc., etc.

Quoi qu'il en soit, pour assujettir l'animal
et nous précautionner, tant contre les efforts
qu'il feroit pour nous résister que contre les
coups dont il pourroit nous atteindre, nous
employons les *entravons* et les *lacs :* les *entravons* sont fixés dans le pli des paturons des
quatre jambes ensemble, ou d'une ou de deux
seulement, selon le besoin On doit toujours
être attentif à les boucler de façon que les boucles soient en dehors. Lorsque notre intention
se borne à empêcher le cheval de ruer ou de
frapper du derrière, comme, par exemple,
lorsqu'il est question de l'opération de couper
la queue à l'anglaise ou autrement, de faire
servir une jument, etc., etc., on ne met des
entravons qu'aux extrémités postérieures, et

l'on passe un *lacs* de chaque côté dans l'anneau dont doit être pourvu chacun d'eux ; on croise ensuite ces *lacs* sous le ventre de l'animal, et on les arrête fermement à l'encolure par une boucle coulante, et sinon à l'encolure même, quelquefois à des anneaux de fer dont un collier de cuir que l'on passe sur la tête du cheval se trouve garni.

Relativement à la jument à faire couvrir, il convient beaucoup mieux d'employer une sorte de *bricole* portant de chaque côté un anneau de fer, dans lequel on fixe par un nœud coulant chaque *lacs* venant des *entravons* : on n'est point alors obligé de les croiser, ils marchent directement chacun à leur anneau ; non-seulement on ne gêne donc point l'encolure de la bête, mais la facilité avec laquelle on dénoue ces *lacs* met sur-le-champ la cavale, et aussitôt après que la semence du mâle a été lancée dans l'uterus, en état de se porter en avant, de manière que l'étalon n'étant point obligé pour la descendre de se retirer en arrière sur des jarrets déjà fatigués dans les efforts du coït, ces parties essentielles sont moins exposées à une ruine totale ; il seroit à souhaiter que cette pratique fût connue et adoptée dans toutes les provinces.

Lorsqu'on se propose d'abattre un cheval, il faut lui préparer un lit de paille très-épais sur un terrain uni ; on place les quatre *entravons* aux paturons ; on attache un *lacs* à l'anneau de celui qui a été mis au pied de devant opposé au côté sur lequel l'animal doit être renversé : on le fait passer ensuite dans celui de l'autre *entravon*, placé au paturon de l'extrémité postérieure qui, avec l'antérieure dont je viens de parler, forme un bipède latéral : de là ce même *lacs* doit cheminer dans l'anneau de l'*entravon*, fixé à l'extrémité postérieure répondante à celle-ci, traverser celui de l'*entravon* de l'extrémité antérieure répondante à la première, et enfin passer dans l'anneau de celui qui est à cette même première extrémité et auquel le *lacs* a d'abord été attaché. Dans cet état, plusieurs hommes saisissant ce qui reste de ce *lacs*, et réunissant leurs forces en le tirant, rapprochent insensiblement les quatre pieds de l'animal et en préparent ainsi la chute. Plusieurs hommes postés au côté opposé, l'un à la tête, d'autres à l'encolure, au garrot et à la queue, l'opèrent et l'effectuent. Il est certain que si elle n'étoit due qu'à l'effort subit de ceux qui sont chargés de réunir peu à peu les quatre extrémités, elle seroit très-dangereuse. C'est aux derniers à tirer l'animal à eux, après que les autres ont agi; si les uns et les autres agissoient ensemble, il en résulteroit inévitablement un ébranlement funeste dans toute la machine. Dès que le cheval est à bas, l'essentiel est d'en fixer la tête à terre, de manière qu'il ne puisse la relever; tel est l'office d'un seul homme, qui doit peser et s'appuyer fortement sur la partie supérieure de l'encolure, ou sur la tête si le cheval est fort et vigoureux; mais elle doit toujours reposer sur une bonne quantité de paille mise et glissée sous elle dans la juste crainte que l'animal ne se blesse : on arrête ensuite le *lacs* de manière que les quatre pieds demeurent réunis, s'il en est besoin.

Dans l'opération de la castration, la réunion des quatre extrémités déroberoit à l'opérateur les parties sur lesquelles il doit travailler : on est donc contraint d'amener un des pieds de derrière jusqu'à l'épaule, pour mettre ces parties à découvert; on y maintient ce pied par le moyen d'un *lacs* qui entoure l'encolure; quelques-uns en fixent l'extrémité dans l'anneau de l'*entravon*; d'autres, plus prudens et plus sages, la font tenir par un homme placé du côté du garrot; et dans l'un et l'autre de ces cas, il n'est toujours que trois pieds unis par le *lacs* qui a servi à renverser l'animal.

Il en est de même quand il est question d'appliquer le cautère actuel sur l'une des quatre jambes; on ne la met pas autrement à la portée de la main du maréchal. Ainsi, si l'on se propose de cautériser une des jambes postérieures, on en amène le pied sur le bras du même côté, et on l'y fixe fermement : s'il s'agit de cautériser une jambe antérieure, on en porte et l'on en fixe le pied sur la jambe proprement dite de l'extrémité postérieure du même côté, et deux, et même trois hommes se saisissent de l'extrémité du *lacs,* pour assujettir l'animal de façon à garantir l'opérateur de tous ses coups, et à s'en garantir eux-mêmes, etc., etc.

Les *lacs* servent encore, ainsi que les *entravons,* dans des circonstances de luxations, de fractures, de réduction, etc., etc.

Un autre moyen de s'assurer du cheval à opérer, est celui que présentent le *travail* et ses diverses dépendances. (*Voyez planche* 1re. *et suivantes, jusqu'à VII, la représentation de cette charpente, et lisez-en la description.*)

Cet édifice est l'ouvrage d'une prudence éclairée. Il est important que l'opérateur et ses aides se mettent à l'abri de tout danger ; une

aisance et une sage liberté dans l'action d'abor-
der, de manier et de saisir l'animal, sont déjà
des preuves qui parlent en faveur du maréchal. Un ignorant ne craint rien, parce qu'il
est hors d'état de prévoir les moindres risques;
une sorte de férocité, qui n'est que trop ordinaire, lui tient lieu de courage; il choisit de
préférence toutes les voies les plus capables de
gendarmer et d'irriter l'animal, parce qu'il
croit, très-mal à propos, qu'il parviendra plus
tôt à le maîtriser par la force qu'à le subjuguer
par la douceur; et c'est ainsi qu'un grand nombre de chevaux se blessent, s'estropient et se
tuent, et que quantité d'hommes deviennent
eux-mêmes les victimes de leur impéritie et de
leur brutalité.

Il faut donc substituer les caresses aux coups,
et la dextérité à la rudesse; introduire douce-
ment l'animal dans le *travail*; le flatter s'il y
répugne; l'exciter à y entrer en lui parlant, et
non en l'effrayant davantage par des traitemens
durs et par des cris menaçans; employer les lu-
nettes dans le cas d'une résistance opiniâtre; l'y
assujettir d'abord par la tête, muni du gros licou
de force, en observant que les poteaux auxquels
elle répond soient suffisamment matelassés,
ainsi que toutes les portions et dépendances du

travail sur lesquelles les parties de l'animal doivent toucher, reposer ou être fixées ; passer les soupentes dé à accrochées à l'un des treuils sous le ventre du cheval pour les arrêter à l'autre treuil ; tourner ces treuils pour les rapprocher de cette capacité ; placer les *entravons* aux paturons ; fixer chaque pied par un *lacs* partant des anneaux des *entravons*, et aboutissant à ceux qui dans le *travail* répondent à chacun de ces mêmes pieds ; se rendre maître de la queue au moyen de la corde qui doit passer dans la poulie ; enlever ensuite peu à peu l'animal, et lui ravir ainsi le degré de force que son appui sur le sol lui laisseroit. Du reste un artiste intelligent distingue facilement si l'animal, envers lequel il a pris toutes ses précautions, n'est pas de l'espèce de ceux pour lesquels elles demeurent inutiles, et bien loin de l'estrapasser dès qu'il reconnoît en lui une nature opiniâtre et invincible, il ne balance point à rechercher d'autres voies de le captiver.

Pour faire entrer les bêtes à cornes dans le *travail* qui leur est particulier (*voyez-en la figure, planche VI, et lisez-en la description*), il suffit d'en coucher par terre les deux courbes mobiles ; rien ne s'oppose alors à l'introduction de l'animal ; on l'attache d'abord au poteau antérieur assez près pour qu'il le touche avec le front , lequel doit avoir néanmoins été armé d'un coussinet. Là il est pris par les cornes de la même manière qu'il le seroit à un joug : on relève ensuite , ou en même temps si l'animal est rebelle , les courbes mobiles qui , maintenues par leurs clefs au moyen de leur clavette , ceignent et entourent avec les courbes immobiles toute sa capacité , en sorte que tout mouvement, soit en haut, soit en bas, soit d'un côté , soit de l'autre , lui soit par elles absolument interdit , tandis que le poteau antérieur l'empêche de se porter en avant et en arrière. S'agit-il d'opérer sur l'un de ses pieds de devant ou de le ferrer? on fixe le pied par un *lacs* sur le support de fer matelassé , posé à l'une ou à l'autre des courbes antérieures. Est-il question d'opérer sur un des pieds de derrière? on amène et l'on fixe ce pied, aussi par le moyen d'un *lacs,* sur le poteau postérieur creusé pour cet effet en forme de canal , et revêtu pareillement d'un petit coussinet , etc. , etc.

XVI.

Il convient de placer un mot ici sur ce que l'on nomme le *chapelet;* c'est un assemblage

de plusieurs bâtons taillés en forme d'échelons
à peu près également espacés, dont la longueur
concourt avec celle de l'encolure, et qui sont
attachés à chacune de leurs extrémités, au
moyen de cordes et d'encoches faites pour affermir ces petits *lacs*. Il est une autre espèce de
chapelet (*B, planche VIII*) dont les bâtons
sont percés à l'un et à l'autre bout pour recevoir une corde ou une courroie arrondie, et
des olives en bois qui les tiennent espacés ;
celles destinées à porter contre le poitrail étant
plus longues que celles de l'extrémité opposée,
parce que l'encolure est plus mince à cette
même extrémité. Si les bâtons et les olives sont
enfilés par une corde, cette corde a à l'un de ses
bouts un œillet pour recevoir son autre bout
qui s'y fixe par nœud. Si c'est une courroie qui
les enfile, l'un des bouts porte une boucle, et
l'autre est piqué de plusieurs trous à ardillon.
On place le chapelet, et on le fixe sur le cou
de l'animal, de façon que ces bâtons contre-
buttent du poitrail et des épaules à la mâchoire,
et rendent impossible la flexion de cette partie.
C'est ainsi que nous empêchons l'animal, dans
une foule de circonstances, de lécher les plaies
qui peuvent exister sur son corps ou sur ses
extrémités postérieures, de faire usage de ses

dents pour se gratter en se mordant, etc., etc.
Et peut-être que l'origine de cette dénomination
de chapelet est due à la ressemblance de ce collier avec la corde sans fin qui soutient les go-
dets ou les clapets d'un *chapelet* hydraulique.

XVII.

La partie la plus essentielle d'un *appareil* en
est le *bandage* ; mais il faut distinguer ce que
l'on appelle de ce nom, et ce que l'on nomme
vraiment *bande*.

La *bande* est un lien de toile beaucoup plus
long que large, ne présentant qu'une même
direction, et étant destinée à entourer une
partie selon les indications quelconques ; elle
est à proprement parler l'instrument avec lequel
on forme le bandage. Nous y remarquons un
centre, deux extrémités et deux bords : le centre
en est le milieu, les lisières en sont les bords,
et les extrémités ou les bouts qui la terminent
sont ce que nous appelons les *globes*, les *chefs*:
sa longueur doit être proportionnée nécessairement au nombre des circonvolutions qu'elle
doit faire ; il faut que la largeur en soit telle
que les tours puissent être facilement couverts
les uns par les autres sans être exposés au
moindre dérangement ; d'où l'on doit juger si

nous sommes prêts à applaudir à la pratique de
ceux qui non-seulement appliquent des *bandes*
remplies de fanges et d'ordures, mais des *bandes*
le plus souvent roulées en manière de corde.
Des rubans de fil de la largeur d'un pouce ou
deux (deux centimètres sept millimètres ou
cinq centimètres quatre millimètres), sont
celles dont l'usage est le plus commun dans la
chirurgie vétérinaire , les bords en lisières ,
les coutures que l'on rejette dans la chirurgie
du corps humain n'étant, à l'égard de l'animal,
d'aucun inconvénient.

La *bande* doit toujours être roulée sur elle-
même : on ne l'applique commodément qu'autant qu'on est forcé de la dérouler à mesure
des circonvolutions à faire ; une *bande* roulée
d'un bout à l'autre est une *bande* roulée à un
globe ou à un chef ; une *bande* roulée par ses
deux extrémités à la fois, également ou inéga-
lement, est une *bande* roulée à deux globes
ou à deux chefs. On ne doit jamais aussi , en
défaisant une *bande* , la laisser traîner à terre
dans la boue et dans le sang , faute qui n'est que
trop ordinaire en maréchalerie ; il faut la recevoir successivement de l'une et de l'autre
main.

L'application d'une *bande* passée simplement

autour d'une partie forme un *bandage* simple ; il est bien fait s'il est solide, s'il n'est ni trop serré ni trop lâche, si les bords de la *bande* sont également tendus partout, si l'on s'est conduit en l'appliquant d'après les indications qui devoient guider, si le bout qui en reste est arrêté et se termine au côté opposé à celui du mal, etc., etc. ; ce *bandage* simple est à peu près le seul qu'on puisse pratiquer sur le cheval : on pourroit cependant dans de certaines circonstances, comme dans les plaies longitudinales, employer le *bandage* unissant que l'on fait avec une *bande* roulée à deux globes.

XVIII.

Quoique nous nous soyons servis, en parlant des *bandes* appliquées méthodiquement, du mot de *bandage*, nous entendons dans notre art encore, et plus particulièrement par ce terme, des pièces de toile coupées selon des directions différentes, et auxquelles nous avons ajouté des liens ou des chefs, et telles que celles qui dans la chirurgie humaine forment ce que l'on nomme les *bandages* composés et figuratifs : ces sortes de *bandages*, eu égard à la forme et à la construction des parties du corps de l'animal, à l'impossibilité de le maintenir long-temps dans une position convenable, ainsi qu'à la nécessité de prévenir les efforts qu'il fait pour se délivrer de tout ce qui peut le gêner et le contraindre, présentent une multitude de difficultés à vaincre; cependant l'expérience prouve chaque jour aux élèves qu'il n'est pas impossible de les surmonter, et ils sont témoins eux-mêmes de l'usage fréquent et salutaire dont ils sont dans nos hôpitaux.

Nous désignons la plupart d'entre eux par le nom des parties sur lesquelles ils doivent être placés; ainsi nous disons *bandage* du front, *bandage* du nez, *bandage* du poitrail, *bandage* du garrot, etc. D'autres sont appelés du nom de la maladie qui en suggère l'emploi; nous disons alors, *bandage* pour la hernie ombilicale, pour la fistule à l'anus, *ferrement* pour telle fracture, etc., etc.

Il en est qui tirent leurs noms de leurs effets : on peut nommer par conséquent *bandage* unissant, celui qui tend à rapprocher les bords d'une plaie et à en assurer la réunion; *bandage* expulsif, celui qui provoque la sortie de la matière purulente retenue dans des ulcères sanieux, dans des sinus, etc. ; *bandage* compressif, celui qui est en usage dans des cas de rupture des vaisseaux et d'hémorragies, et où

il est de toute nécessité de s'opposer prompte-
ment par la compression, à l'effusion et à
la perte du sang ; *bandages* contentifs de
remèdes ou d'appareils, ceux qui servent à
contenir des médicamens et des appareils nécessaires, etc.

On ne doit pas confondre, au surplus, cette
expression avec celle de pansement contentif
des parties ; ce pansement est celui par lequel
on satisfait aux indications curatives locales par
le moyen des *bandages* mêmes : il a lieu dans
les plaies récentes longitudinales, dans les fractures, dans les luxations et autres déplacemens.
Par lui, dans la circonstance de plaies longitudinales fraîches, sans engorgement suppu-
ratoire, les calibres des vaisseaux divisés sont
rapprochés, leurs orifices se rencontrent et
s'abouchent réciproquement ; de là le rétablis-
sement du commerce des sucs, et par conséquent une heureuse soudure à l'endroit de la
division.

Dans les fractures, la nature observe les
mêmes lois, à l'aide et à la faveur seule du
bandage contentif.

Dans les luxations, il maintient en situation
les parties réduites ; il les soutient contre les
efforts désordonnés des muscles, il facilite aux

ligamens les moyens de recouvrer leurs ressorts, etc., etc.

Enfin dans les hernies il soutient les parties dans leur lieu naturel, etc., etc.

XIX.

Après tous ces détails différens et avant d'entrer dans ceux qu'exigera de nous la description des *bandages* en particulier, il nous paroît important de tracer ici quelques préceptes généraux d'autant plus nécessaires à l'instruction des élèves, qu'il est certain que l'art vétérinaire fut toujours dénué de tous principes en cette matière :

1°. Un *bandage* quelconque doit toujours être solide et placé de manière que non-seulement il ne puisse être dérangé et que toutes les pièces de l'appareil soient maintenues les unes par les autres, mais qu'il produise exactement tous les effets qu'on est en droit d'en attendre.

2°. Il doit se mouler exactement sur la partie sans laisser aucun vide, aucun intervalle, aucun godet ; or, comme la plupart des parties de l'animal présentent des inégalités, telles que celles qui résultent de l'arrondissement de l'épaule, de l'éminence du jarret, de l'enfon-

cement de la ganache ou de l'auge, du pli de
l'encolure, etc., on doit pratiquer à propos des
replis, des échancrures, changer la direction
des bords, varier en un mot la forme de la
pièce essentielle, de manière à la conformer à
la figure de la partie : par cette même raison on
place les liens ou aux angles ou aux bords en
plus ou moins grand nombre, et toujours de
façon qu'ils assujettissent le bandage et main-
tiennent l'appareil, soit en s'attachant les uns
aux autres après avoir ceint la partie, soit en
se fixant à quelques pièces placées pour cet effet, et telles que celles auxquelles nous avons
donné le nom de *soutien*.

3°. Les pansemens doivent être faits avec
promptitude, mais non à la hâte, et les inconvéniens de l'intervalle entre le moment où on
lève un appareil et celui où on en applique un
autre, être évités soigneusement. Le plus grand
de ces inconvéniens provient des effets de l'air
sur les plaies et sur les ulcères, soit à raison de
ses principes, soit à raison de son plus ou moins
de degré de froid ou de chaleur; et s'il n'est
pas possible de les défendre absolument de son
impression fatale, du moins doit-on ne rien
négliger des précautions qui peuvent la rendre
moins durable. Il s'agit donc avant de lever

l'appareil, de préparer le nouveau, de ne point s'arrêter lorsque l'ancien est levé à des soins minutieux, à examiner, à toucher, à sonder une plaie sans nécessité, et de recouvrir avec célérité la partie, soit par des étoupades, soit d'une manière quelconque. L'air, très-nuisible surtout à l'égard des plaies dans lesquelles les os ou les portions tendineuses et aponévrotiques sont à découvert, suscite toujours une irritation, la crispation des orifices des canaux, la condensation des sucs que ces mêmes canaux renferment, et par conséquent un engorgement, une suppuration, et enfin la destruction inévitable de l'ouvrage pénible et plus ou moins avancé de la nature : nous voyons même que si le contact de cet agent pernicieux est répété et réitéré souvent, les bords des plaies deviennent calleux, il se forme des sinus, la matière est repompée et reflue dans la masse, etc., etc.

4°. Les pansemens doivent être faits avec propreté ; les élèves n'emploieront donc pas pour les appareils des matières chargées de poussières et d'ordures. Ils se serviront de la spatule pour garnir les bourdonnets et les plumasseaux des médicamens indiqués et convenables : ils feront usage de pincettes à pansement, plutôt que de leurs doigts, pour enlever comme pour placer ces mêmes plumasseaux, ces mêmes bourdonnets, les tentes, etc. ; ils nettoieront les plaies avec art, soit en en essuyant les environs avec des compresses ou des étoupades, soit en ôtant, au moyen de la spatule ou de la feuille de myrte, les matières épaisses, purulentes ou emplastiques qui peuvent être attachées aux poils, soit par des injections dans la plaie lorsqu'elle se trouvera profonde, soit par des lotions de quelques liqueurs propres à la circonstance, soit par le pompement subtil de la plus forte partie des matières avec des bourdonnets, etc. ; en un mot, le pansement le plus compliqué doit et peut se faire sans que les mains se trouvent remplies de pus et de médicamens, si, bien loin d'imiter les maréchaux, on se conforme à ces maximes.

5°. Les pansemens exigent un certain ordre : après qu'on a nettoyé une plaie, il faut appliquer successivement les bourdonnets, les plumasseaux, les emplâtres ou les linimens, les étoupades ou compresses, le bandage et les liens. En ce qui concerne le bandage, on arrête d'abord les liens qui concourent le plus à le soutenir ; on passe ensuite à ceux qui servent proprement à le fixer : c'est donc assez générale-

ment par les liens supérieurs que l'on débute ;
on finit en mettant dans une situation nécessaire
la partie seule ou le corps entier de l'animal ,
ce qui s'exécute par le secours du licou , des
longes , des sangles , des surfaix , des entraves ,
des soupentes , du chapelet , et autres moyens
quelconques capables d'en borner les mouvemens selon le besoin et l'exigence des cas.

6°. Les bandages doivent être faits avec
adresse et légèreté , à l'effet de ne solliciter
que le moins de douleur qu'il est possible , et
pour , d'une autre part , ne pas dégrader des
portions tendres et végétantes qui succèdent
dans une plaie ou dans un ulcère aux portions
qui ont été détruites.

On est ordinairement très-peu circonspect
sur le premier de ces points , parce que , par
une sorte de barbarie , on se persuade que les
animaux exigent et méritent moins de ménage-
ment et d'égards que les hommes. Il est cependant essentiel de considérer que dans le sujet
animal , ainsi que dans le sujet humain , la douleur produit les mêmes effets , l'éréthisme des
solides , leur engorgement , etc. D'ailleurs ,
comme il est plus difficile d'assujettir et de
contenir le cheval , le bœuf , etc. , on devroit
en quelque sorte , au contraire , éviter de leur

causer des sensations désagréables et fâcheuses, qui les portent à des mouvemens désordonnés et souvent terribles : on évitera par conséquent les manœuvres soudaines et brusques dans les pansemens ; on placera avec douceur et avec attention les pièces qui touchent immédiatement aux chairs, surtout dans les parties les plus sensibles, dans les parties enflammées, etc., etc., etc.

En ce qui concerne le second point, le sang ou le pus desséché peuvent donner lieu à l'adhérence de l'appareil aux parties malades : lever subitement et avec force l'appareil retenu par le pus, c'est agir contre ses propres vues et anéantir tous les effets du remède ; c'est le plus souvent détruire à chaque pansement, ainsi que je l'ai dit, la germination des mamelons charnus, qui sont le produit d'un suc favorable et régénérant ; il est donc évident qu'en pareil cas il faut nécessairement, pour détacher l'appareil sans porter aucun préjudice à la partie, l'étuver avec une lotion convenable et tiède, afin de le détremper et de rompre toute adhésion ; et lorsque le tout est assez humecté et assez imbibé pour être levé sans résistance, on y procède pièce par pièce : on ne doit point encore s'opiniâtrer à enlever entièrement tout

ce qui remplit ou tout ce qui couvre une plaie
récente, lorsque ce n'est que le sang endurci
et séché qui fait l'adhérence, et non le pus : on
ne risque rien d'attendre à un autre pansement,
et l'on risqueroit beaucoup d'arracher avec
violence : il faut bien moins aussi, à l'exemple
de la plus grande partie des maréchaux, ba-
layer avec rudesse et jusqu'au sang l'intérieur
des plaies et la substance régénérée sous le pré-
texte de mondifier ; car c'est enlever de même
très-mal à propos des couches précieuses de
chairs nouvelles, augmenter le mal et le per-
pétuer ;

7°. Les pansemens doivent être fréquens ou
rares : on ne sauroit néanmoins fixer d'une
manière précise les justes limites des inter-
valles à mettre entre eux, et nous ne pou-
vons que nous en tenir à des règles pure-
ment générales ; c'est aux élèves instruits,
en raisonnant d'après ces règles, à prévoir
toutes les exceptions.

Tout pansement, dont l'objet principal est
de contenir les parties, ne doit pas être fréquent : les fractures, les luxations n'exigent
ensuite de la réduction que d'être maintenues ;
et en les supposant compliquées, nul ne peut
se déterminer sur les soins plus ou moins mul-

tipliés qu'elles demandent, qu'en comparant et
en balançant l'éminence du danger du dérangement des os, et celle du péril qui pourroit
résulter de la complication.

Dans l'exomphale aussi, il ne s'agit que de
contenir l'intestin, ainsi que dans l'hémorragie
où il est urgent de s'opposer à l'effusion du
sang, soit par la voie de la ligature, soit par
les effets des styptiques ordinairement suffisans
dans l'ouverture de petits vaisseaux, soit enfin
par le moyen de la compression; on s'éloigneroit des vues que l'on a à remplir, si l'on réitéroit souvent les pansemens.

On doit en dire de même, 1°. relativement
aux plaies récentes : la levée continuelle de l'appareil détruiroit inévitablement les liaisons heureusement renouvelées entre les parties, elle
donneroit mal à propos et fréquemment accès
à l'air, et produiroit une infinité de désordres;
2°. dans le cas où succède à une première suppuration d'une plaie compliquée, ce suc homogène qui doit procurer la régénération et la
réunion des parties, cimenter leur consolidation et s'assimiler avec elles, à moins cependant
que ce suc ne fût surabondant, et que son
croupissement dans le sein ou dans le foyer de
la plaie ne fît appréhender sa perversion, car il

pourroit acquérir par son séjour des modifica-
tions funestes ; 3°. dans les circonstances de
l'emploi des topiques , dont l'action et l'efficacité ne se manifestent qu'après avoir été fixés
et appliqués un certain espace de temps , dont
la vertu s'altère difficilement , dont la dissipation est lente ou légère, etc. , etc. ; telles
sont les matières emplastiques , les cataplasmes
onctueux , mucilagineux , les escarotiques
dont l'effet est tardif , les anodins qui n'ont pas
de la disposition à s'aigrir , les émolliens dont
on peut prévenir le desséchement en les humec-
tant , et qu'on peut maintenir en même temps
dans un degré convenable de chaleur; enfin tous
les médicamens qui contiennent des graisses ,
de la cire , des gommes, des résines , etc. , etc.;
4°. dans des événemens où les efforts de la
nature n'accélèrent qu'avec peine la guérison , et où ils demandent à être secondés par
la suppuration même ; dans la résolution des
tumeurs osseuses , dans le cas de tumeurs dues
à la lenteur et à la viscosité des liqueurs , rebelles par leur dureté , inaccessibles par leur
profondeur ; dans celui de l'indolence et de la
foiblesse des canaux engorgés , ainsi que dans
la circonstance de l'expulsion de toutes matières nuisibles , etc. , etc.

Les pansemens seront fréquens au contraire :
1°. lors de la suppuration première d'une plaie,
la matière pouvant s'aigrir, en irriter de plus en
plus le fond, devenir caustique, creuser des fu-
sées, des clapiers, refluer dans la masse, etc.;
2°. quand les symptômes de la maladie aug-
mentent en violence et ses progrès en rapidité,
soit pour examiner l'état du mal, soit pour dé-
cider d'après les changemens que l'on aperçoit
de ceux qui pourroient être nécessaires dans le
moment, eu égard à l'application de nouveaux
topiques ; 3°. dans le cas où l'on est obligé,
comme, par exemple, dans les tumeurs oedé-
mateuses, de recourir à des spiritueux à l'effet de rétablir le ressort des parties, de rendre
aux liqueurs la fluidité et l'activité qui leur
manquent, la dissipation ou l'évaporation dé-
pouillant bientôt ces remèdes des parties dans
lesquelles consiste leur efficacité ; il en est de
même dans celui de l'emploi des digestifs, des
onguens, etc., dont la vertu s'éclipse aisément ; 4°. lorsqu'il s'agit de plaies compliquées
de quelques virus particuliers aux différentes
espèces d'animaux, plaies dont on ne triomphe
d'ailleurs qu'après avoir paré par des attaques
livrées dans l'intérieur, à un mélange funeste
et qui s'oppose toujours à toute suppuration

légitime ; 5°. quand il est question d'une matière corrompue, corrosive, maligne, telle que
la sanie cancereuse de certains fics ou crapauds,
la sanie putride et vermineuse de certains ulcères farcineux , la sanie maligne que fournit
quelquefois une carie, etc, etc. ; 6°. dans des cas
de mortifications promptes, de dépôts critiques
et inflammatoires, tels que ceux qui se montrent dans certaines maladies épizootiques et
dont la terminaison, par délitescence , cau-
seroit inévitablement la mort de l'animal ;
7°. dans celui de l'extraction de corps nuisibles et étrangers, d'esquilles piquantes qu'on
ne peut obtenir en une seule fois ; 8°. dans
la circonstance d'un amas prompt et suivi
de matières quelconques dans quelques cavités , etc., etc., etc.

DESCRIPTION
DU TRAVAIL
DESTINÉ A CONTENIR LES CHEVAUX.

PERSONNE n'ignore que le travail est une machine à l'aide de laquelle on parvient à assujettir les animaux domestiques, dont la force est infiniment supérieure à celle de l'homme, lorsqu'on se propose de pratiquer sur eux quelque opération douloureuse. Il en est de deux espèces ; l'un destiné principalement aux chevaux, et l'autre particulièrement aux bœufs. Nous les décrirons tous les deux dans l'ordre que nous venons d'indiquer.

Le travail, au moyen duquel on parvient à maîtriser les chevaux, est composé de quatre poteaux A (*planche 1 et 11*) s'élevant à-plomb chacun sur un des angles du carré long qui forme, à rez-de-chaussée, le plan de ce petit édifice de charpente. Ils sont équarris sur sept pouces neuf lignes (dix - huit centimètres vingt - neuf millimètres) de côtés, ou tout au moins sept pouces et demi (dix - huit centimètres vingt - trois millimètres), et posés de manière que de leurs faces, les unes

touchent et les autres sont parallèles aux côtés
du plan qui forme l'angle qu'ils occupent.

Entretoises
supérieures. Ils sont raccordés supérieurement par des entretoises B, M, de même largeur, quant à leurs faces
inférieure et supérieure, mais de dix pouces trois
lignes (vingt-sept centimètres sept millimètres)
de hauteur, ou dix pouces (vingt-sept centimètres) seulement, à l'effet de recevoir une moulure
de deux pouces et demi (cinq centimètres dix-huit
millimètres) de hauteur par-dessus les sept pouces
neuf ou six lignes (dix-huit centimètres vingt-
neuf ou vingt-trois millimètres) qui répondent à
la largeur des poteaux A, ou plutôt à l'effet de
recevoir un cerceau de fer qui bride supérieurement tout le bâti, et qui est caché par cette
moulure.

Sur cette même moulure, composée d'un quart
de rond sur un filet, repose un plafond qui règne
tout autour et au-dedans de cette cage, pour ca-
cher les entraits et les chevrons du toit qui la
couvre, et qui saillit de deux pieds (six décimètres cinquante millimètres), sans y comprendre
le chaîneau qui le borde et le termine ; du moins
c'est ainsi qu'est construit celui de l'École impériale vétérinaire de Paris, à la description duquel
nous nous attachons ici ; à cet égard on peut choisir entre plusieurs constructions fort différentes,

quoique également bonnes, et ce choix dépend de l'emplacement, tout travail n'étant pas au milieu d'une cour.

La hauteur totale des poteaux est de treize pieds (quatre mètres deux décimètres vingt-quatre millimètres); il n'en sort de terre que neuf pieds un pouce six lignes (deux mètres neuf décimètres soixante-cinq millimètres), savoir, du sol Z au filet de la moulure, huit pieds sept pouces (deux mètres sept décimètres quatre-vingt-dix-huit millimètres); pour hauteur de la moulure, deux pouces et demi (six centimètres huit millimètres); pour épaisseur du plafond, un pouce (deux centimètres sept millimètres); enfin, pour un enfourchement dans lequel chaque poteau reçoit l'un des quatre coyers U du toit (en X), trois pouces (huit centimètres un millimètre). L'autre partie qui est cachée dans la terre, et par laquelle cette cage est enracinée de manière qu'aucune force ne puisse l'ébranler, est de trois pieds dix pouces six lignes (un mètre vingt-six centimètres).

La longueur de cet édifice est de six pieds trois pouces (deux mètres trois centimètres), et ne doit pas être de moins de six pieds deux pouces (deux mètres trois millimètres); sa largeur est de trois pieds six pouces (un mètre treize centimètres sept millimètres), et seroit insuffisante à trois pieds

5

cinq pouces (un mètre onze centimètres); c'est-à-dire que, supposant les poteaux réduits à leur moindre équarrissage, sept pouces six lignes (deux décimètres trois millimètres), l'entre - poteaux pour les grandes faces ne doit pas être de moins de quatre pieds onze pouces (un mètre cinquante-neuf centimètres sept millimètres), et de deux pieds deux pouces (sept décimètres quatre millimètres) pour les petites, sinon la machine seroit trop resserrée pour les chevaux de grande taille.

Observations sur les faces du travail. Les deux grandes faces sont exactement semblables l'une à l'autre, les petites faces sont aussi semblables l'une à l'autre ; ainsi on peut mettre la tête de l'animal à l'un ou à l'autre bout indifféremment.

Sur les angles des poteaux. Les angles montans des poteaux sont abattus en quart-de-rond d'un pouce (deux centimètres sept millimètres) de rayon depuis le sol Z jusqu'à six pieds et demi ou sept pieds (deux mètres onze centimètres ou deux mètres deux décimètres soixante-quatorze millimètres) de hauteur, crainte que l'animal, en se défendant, ne se blesse grièvement sur des arêtes trop vives.

Sur les trous dont ils sont pourvus sur les grandes faces. Considérant les poteaux par celui de leurs côtés, qui fait partie d'une des grandes faces du travail, nous y voyons dans chacun trois trous carrés D^1, D^2, D^3, qui les traversent de part en part, à l'équerre et par le milieu de leur largeur ; ces trous ont trois pouces (huit centimètres un millimètre) de hauteur sur deux pouces et demi (six centimètres huit millimètres) de largeur ; ce sont autant de logemens pour la même barre D (*fig. r*) qui doit traverser tout le travail de dehors en dehors, laisser même une tête de quatre pouces (dix centimètres huit millimètres) de longueur sur une des grandes faces, et dépasser d'autant la grande face opposée, pour y recevoir une cheville de fer qui s'oppose à ce qu'elle sorte contre la volonté de l'opérateur, et même à ce qu'elle vacille : ces trous au surplus sont multipliés pour que cette barre puisse servir à contraindre le plus petit comme le plus grand ou moyen cheval ; d'ailleurs, il est des cas où il faut plus d'une barre, tant au poitrail qu'à la croupe ; aussi en a-t-on quatre qui vont également dans ces trous, sans trop de gêne ni trop de liberté.

Le plus bas de ces trous est à deux pieds huit pouces (huit décimètres six centimètres) du sol, et le sommet du plus exhaussé est à trois pieds onze pouces huit lignes (un mètre vingt-neuf centimètres), c'est-à-dire quatre pieds (un mètre trente centimètres) de ce même sol ; chacun de ces trous étant à trois pouces (huit centimètres un millimètre) les uns au-dessus des autres.

A cinq pieds dix pouces (un mètre quatre- Treuil.

vingt-neuf centimètres quatre millimètres) du sol
Z, tant pour l'une que pour l'autre grande face du
travail, passe l'axe d'un treuil E, qui s'étend horizontalement d'un poteau à l'autre, ses tourillons
étant engagés dans le milieu de la largeur de celles
de leurs faces qui se regardent mutuellement.

Trous
dans lesquels
tournent
leurs touril-
lons.

Les trous dans lesquels les tourillons sont reçus
et tournent, ont deux pouces (cinq centimètres
quatre millimètres) de profondeur, et deux pouces
et demi (six centimètres huit millimètres) de diamètre, si les tourillons sont de bois; s'ils sont de
fer, ce diamètre n'est que d'un pouce (deux centimètres sept millimètres); mais dans l'un comme
dans l'autre cas, ils ont des avenues qui ont en
largeur ce qu'ils ont eux-mêmes en diamètre, et
qui y descendent en décrivant un quart-de-rond
un peu prolongé par le bas.

Le centre de ce quart-de-rond est le point où
la vive-arête interne du poteau (nous la restituons
ici pour ce moment) est coupée par une horizon-
tale tracée à quelques lignes (quelques millimètres)
plus haut que le centre du trou; par ce moyen, on
peut ôter de place ces treuils et les y remettre
avec facilité, quoiqu'ils ne puissent en sortir par
aucun effort de l'animal.

Dimensions
des treuils,
leur arma-

Les treuils E sont des cylindres de cinq pouces
(treize centimètres cinq millimètres) de diamètre

entre deux têtes carrées de cinq à six pouces *ture, leurs*
rochets. (treize centimètres cinq millimètres à seize centimètres deux millimètres) de côtés , longues de sept pouces (dix-huit centimètres neuf millimètres), revêtues de tôle et traversées par deux yeux croisés et ronds pour recevoir le bout rond d'un bras de fer F(*planche 111*), à l'aide duquel on les tourne : les têtes sont de plus munies d'une forte frette à leur extrémité ; et cette frette, carrée comme la partie qu'elle reçoit, porte un fortrochet à dents crochues, semblable à ceux qu'on nomme *crics* dans les berlines , et avec lequel elle ne fait qu'une seule et même pièce : ce rochet a dix pouces (vingt-sept centimètres) de diamètre , et ses dents sont tournées de dehors en dedans , si on les considère en dessus ; cette observation regarde les quatre rochets.

Les cliquets de ces rochets sont fixés mobile- *Leurs cli-* ment aux poteaux par des clous ronds , de ma- *quets.* nière qu'ils s'opposent immanquablement au retour des treuils , à moins qu'à dessein on ne les soulève par le petit bras qu'ils présentent pour cet effet.

Chaque treuil porte sept crocs de fer entre ses *Leurs crocs.* deux têtes ; ils sont également espacés et plantés sur la même ligne parallèle à l'axe , le bec est en sens opposé à celui des dents des rochets ; ces

crocs sont destinés à recevoir et à soutenir la soupente dont nous parlerons.

Barres obliques. A un pied un pouce (trois décimètres cinquante-
deux millimètres) du sol Z , est le point d'où
part le dessous d'une barre G de six pieds (un
mètre quatre-vingt-quinze centimètres) et plus
de longueur , qui s'étend obliquement d'un poteau à l'autre de chaque grande face et s'engage
dans tous deux ; le point où ce même dessous arrive contre l'autre poteau de cette même face , est
à trois pieds onze pouces trois lignes (un mètre
vingt-huit centimètres) du sol Z , ou , si on le
veut , à trois pieds onze pouces (un mètre vingt-
sept centimètres trois millimètres).

Leurs logemens. Les logemens qui reçoivent les bouts de ces
barres , sont creusés dans les faces des poteaux
qui se regardent l'une et l'autre , et dans le
milieu de leur largeur ; ils ont trois pouces
(huit centimètres un millimètre) de largeur , vu
que ces barres sont équarries sur trois pouces
(huit centimètres un millimètre) de côtés , moins
deux ou trois lignes (cinq ou sept millimètres)
dans les bouts seulement.

Comme ces trous sont évasés en dessus pour
qu'on puisse introduire les barres en rabattant le
bout supérieur, et de plus qu'ils sont obliques en
conséquence de la position de ces mêmes barres ,

ceux d'en bas (1) ont deux pouces (cinq centimètres quatre millimètres) de profondeur mesurant
sur la paroi (a), qui sert d'appui à la barre,
tandis que la paroi (b), qui fait le fond de ce
creux, est renversée sur trois pouces (huit centimètres un millimètre) qu'elle a de hauteur, de cinq
lignes (onze millimètres) par-delà l'équerre, res-
pectivement à la première (a), et que la paroi supérieure (c) est d'équerre sur la seconde (b), en sorte
que la profondeur de ce logement, mesurée horizontalement de la face du poteau au point où la
paroi du fond (b) fait angle avec celle du dessus
(c), est de quatre pouces (dix centimètres huit millimètres), et que sa hauteur sur cette même face
est de quatre pouces (dix centimètres huit millimètres) et plus.

Les logemens du haut ont trois pouces et demi
(neuf centimètres cinq millimètres) de profondeur en mesurant sur la paroi (e), qui porte la
barre. Quant à la paroi (f) et à la hauteur de
l'ouverture sur la face du poteau, elles sont une
suite l'une de l'autre, ou plutôt toutes deux une
suite de la manière dont celle du fond est formée;
c'est, pour ainsi dire, la barre elle-même qui la
trace étant appuyée par son angle inférieur dans
son logement du bas, et abaissée depuis le lieu

____

(1) Voyez *planche I*, *figure* 3, en ponctuée.

où son bout supérieur rencontre le poteau jusqu'à ce qu'elle soit engagée de deux pouces et demi (six centimètres huit millimètres) dans ce même poteau ; il en résulte donc pour l'orifice de ce logement un prolongement en contre-haut , ou plutôt une avenue descendante.

Plaque qui s'oppose à ce que les barres obliques sortent de leurs logemens sans la volonté de l'opérateur.

On peut remarquer dans la *seconde planche* , au bout de chacune de ces barres , la plaque de fer qui ne paroît que par son épaisseur dans la *figure* 3 de la première où elle est cotée H , sa largeur surpasse de quelques lignes (quelques millimètres) celle de l'avenue ; sa hauteur est telle que , portant par son bout inférieur sur la barre en place, elle surmonte de deux ou trois doigts le haut de cette avenue pour être fixée mobilement , à l'aide d'un clou rond qui la traverse , à un pouce (deux centimètres sept millimètres) près de son extrémité supérieure : or la partie inférieure de cette plaque se range par sa tendance naturelle résultant de sa pesanteur sur le dessus de la barre , et s'oppose à ce qu'on la relève. On ne peut, en effet, ôter cette barre de place qu'après avoir poussé de côté le bout de la plaque.

Observations sur les petites faces.

Les petites faces de ce travail présentent plusieurs logemens (I) d'une troisième espece ; ceux-ci n'ont qu'un pouce ou quatorze lignes (vingt-sept ou trente-deux millimètres) de côté ; ils traversent les poteaux à angles droits et par le milieu de leur largeur ; leurs orifices, tant internes qu'externes, sont défendus par des platines de fer de trois pouces et demi (neuf centimètres cinq millimètres) en carré, ouvertes dans leur milieu d'un trou carré d'un pouce (deux centimètres sept millimètres), et fixées par quatre clous qui traversent leurs angles.

Le milieu du premier logement (I¹), est à deux pieds (six décimètres cinquante millimètres) du sol ; celui du second (I²), à cinq pouces six lignes (quatorze centimètres neuf millimètres) plus haut ; celui du troisième (I³), est à cinq pieds quatre pouces (un mètre soixante-treize centimètres deux millimètres) du sol ; enfin, celui du quatrième (I⁴) est de dix-huit pouces (quarante-huit centimètres sept millimètres) plus exhaussé.

Logement
qu'elles pré-
sentent.

Les inférieurs I¹ ⁿ ² sont destinés à recevoir les pièces de fer dont nous allons parler, les deux supérieurs appartiennent à une autre partie de la machine qui fait, pour ainsi dire, un travail particulier destiné à assujettir la tête de l'animal ; nous en ferons un article à part.

Parmi les pièces qui vont indifféremment dans les huit logemens inférieurs des petites faces, selon la taille du cheval, la manière dont il est placé dans le travail et le côté qu'il s'agit d'opérer ;

Pièces
auxquelles
les logemens
sont destinés,
et I°. de T.

est le T (*planche III*) ; c'est une pièce de fer à laquelle nous remarquerons une embase d'où sortent deux tiges qui ne forment ensemble qu'une même ligne, l'une carrée et assez longue pour traverser le poteau et dépasser d'un pouce (deux centimètres sept millimètres) la face opposée à celle contre laquelle l'embase est appuyée ; celle-ci est proprement la soie de l'autre ; le bout en est taillé en vis et pénètre dans un écrou qu'on tourne avec la clef (OE), (*planche III*), pour qu'il serre le poteau entre l'embase et lui, et que par ce moyen le T devienne inébranlable ; l'autre est une prolongation à huit pans, tirée de la même embase et longue d'environ un pied (trois décimètres vingt-cinq millimètres) ; elle se termine en forme de T par le moyen d'une traverse d'environ cinq pouces (treize centimètres cinq millimètres) de longueur, dont par conséquent chaque bras a deux pouces et demi (six centimètres huit millimètres); ces bras sont au moins gros comme la tige, et finissent en pommes de dix-huit à vingt lignes (quarante à quarante-six millimètres) de diamètre ; le jambage du T est un peu plié dans sa longueur et dans le plan de la traverse qui est en même temps celui d'une des faces de la tige carrée.

9°. La barre de fer.   Une autre pièce non moins importante, est la barre de fer (*A*), (*planche III*); c'est un cy-

lindre d'un pouce et demi (quatre centimètres)
de diamètre dans toute l'étendue qu'elle a entre
ses deux supports ; on la met en travers comme
les barres D, mais à quelque distance en dehors
des poteaux ; voilà la raison des supports *B*,
en voici la forme, voyez *B*, (*planche III*);
c'est le T que nous venons de décrire, depuis
l'écrou jusqu'au milieu du jambage ; là com-
mencent les différences ; dans les supports, cette
tige se bifurque ; l'une des branches est plus
longue que l'autre ; elles sont toutes deux terminées en œil carré d'un pouce et demi (quatre
centimètres) de côté dans le plan de la bifurca-
tion ; c'est par ces yeux que passe la barre qui,
pour cet effet, est carrée dans les parties destinées à être engagées dans ces yeux ; l'une de ces
parties est terminée en tête qui empêche qu'elle
n'outre-passe l'œil, et l'autre en vis, à laquelle
s'adapte un écrou à embase pour tenir lieu de la
tête qu'il a fallu supprimer pour pouvoir ôter et
remettre cette barre.

Si elle est passée dans les yeux des plus grandes
branches, les supports *B* étant dans les trous I*,
son axe est à un pied (trois décimètres vingt-cinq
millimètres) de la face du travail, et à deux pieds
huit pouces (huit décimètres six centimètres)
du sol ; si elle est passée dans les autres yeux,

elle n'est qu'à neuf pouces (vingt-quatre centimètres sept millimètres) de la face du travail,
et à deux pieds deux pouces (sept décimètres
quatre millimètres) du sol. Au moyen des deux
trous I' et I', et des deux yeux de chaque support, la barre a huit positions différentes : mais
revenons au corps de la machine.

Anneaux fixés mobilement. Chaque poteau porte à fleur de terre un anneau
fixé mobilement K (*planches 1, 11*), à l'effet
de recevoir et de maintenir les entraves.

Autres anneaux. Ces poteaux, comme on peut le voir par les
figures 3 et 4 (*planche 1* et par la *planche 11*),
sont entretenus à fleur de terre par des entretoises B², M², cachées dans le pavé; or, de l'une
à l'autre des grandes M², s'étendent deux puis-
santes traverses engagées par l'un et l'autre bout
en tenon et mortoise dans ces entretoises et affleu-
rées à leur face supérieure, à telle mesure que la
ligne qui divise leur propre largeur en deux moi-
tiés égales et semblables, est à neuf pouces (vingt-
quatre centimètres sept millimètres) de la face
interne du poteau ; chacune de ces traverses porte
sur cette ligne deux anneaux L semblables aux
anneaux K, et destinés au même usage ; ils sont
fixés à un pied un pouce (trente-cinq centimètres deux millimètres) de la face externe la plus
voisine ; ceux-ci se couchent sur le côté, et le

bois est entaillé pour en racheter l'épaisseur tant qu'on les laisse dans cette situation.

Au milieu de l'entretoise supérieure M de chaque petite face, est fixée une chape de fer N, garnie de sa poulie, dirigée selon la longueur du travail et susceptible de recevoir une corde de la grosseur au moins d'un doigt.

Poulies.

Les huit angles de ce travail, communs entre les faces internes des poteaux et les faces inférieures des entretoises B et M, sont remplis par des consoles O, tenant lieu de liens pour empêcher que les poteaux ne subissent aucune inclinaison, ce à quoi elles s'opposent d'autant plus efficacement qu'on ne s'est pas borné à cheviller les tenons des entretoises, et qu'on a cerclé le sommet de ce bâti d'un très-fort cerceau de fer, comme nous l'avons déjà insinué.

Consoles en guise de liens.

Nous avons décrit les principales pièces en bois et les principales pièces en fer qui se montrent dans un travail dépourvu de celles dont nous avons dès l'abord annoncé que nous ferions un article séparé; il nous reste, avant d'en venir à cet article, à décrire les pièces en cuir qui doivent nécessairement accompagner celles que nous venons de faire connoître.

La plus importante de toutes est sans doute la soupente C (*planche IV*); elle est composée de

Pièces en cuir, soupente.

trois soupentes proprement dites (a , b , c), lar-
ges de trois pouces et demi (neuf centimètres
cinq millimètres), et longues de neuf pieds (deux
mètres neuf décimètres vingt - quatre millimètres), y compris leurs anneaux de fer; elles sont
formées de trois cuirs l'un sur l'autre , liés ensemble par six coutures qui règnent dans toute
leur longueur ; leurs anneaux de fer les terminent,
un à chaque bout , et sont représentés en grand

Anneaux de fer des soupentes. en D (*même planche*) ; le jonc dont ils sont faits a
six lignes (quatorze millimètres) de diamètre ; la
forme qu'on leur a donnée est visiblement la plus
convenable aux soupentes qui les embrassent et
aux crocs des treuils auxquels on les accroche.

Traverses des soupentes. Ces trois soupentes sont enfilées dans une traverse (d) aussi large qu'elles , mais composée de
deux cuirs l'un sur l'autre seulement , liés ensemble par cinq coutures dans les lieux qui sépa-
rent les soupentes ; car les autres sont des anses
dans lesquelles elles passent librement : cette traverse a deux pieds un ou deux pouces (six décimètres soixante-dix-sept millimètres ou sept décimètres quatre millimètres) de longueur totale , en
sorte que de la rive extérieure de la soupente (a), à
la rive extérieure de la soupente (c), il y a deux
pieds (six décimètres cinq centimètres) et quelques
lignes (quelques millimètres) de distance; celle du

milieu (b) est également éloignée de l'une et de
l'autre ; celle-ci est fixée par son milieu avec la
traverse (d), au moyen d'une forte bredissure : de
chaque côté de cette première traverse, il en est
une autre semblable, mais non fixée (e f) ; on
peut les écarter ou les rapprocher en raison de la
grosseur du cheval. Par-delà ces deux dernières
traverses, il en est encore une de chaque côté
(g h), large de deux pouces (cinq centimètres
quatre millimètres), formée de deux cuirs l'un
sur l'autre, liés par quatre coutures ; celles-ci ne
servent pas à supporter le cheval, mais elles l'en-
vironnent en passant d'un côté à l'autre sur le
poitrail et sur les fesses ; l'une des deux (c'est
celle qui est cotée (h), étant pour cet effet longue
de onze pieds (trois mètres cinquante-sept centimètres quatre millimètres), savoir, de quatre
pieds et demi (un mètre quarante - six centimètres) de chaque côté par-delà les soupentes
latérales (a c) (*on n'a rendu dans la planche
que la partie des anses de cette traverse*) ;
deux pieds (six décimètres cinquante millimètres) de longueur de chacun de ses bouts sont
percés de trous à ardillons, distans de deux pouces
(cinq centimètres quatre millimètres) l'un de l'autre : la traverse opposée à celle-ci, et qui termine
avec elle le pourtour du corps du cheval dans sa

longueur, n'a que trois pieds huit ou neuf pouces (un mètre dix-neuf ou vingt-deux centimètres) de longueur, y compris deux boucles qui la terminent à ses deux bouts, lesquels ne dépassent que d'environ neuf pouces (vingt-quatre centimètres sept millimètres) la rive extérieure de la soupente(a)ou (c); les anses de ces dernières pièces qui livrent passage à ces soupentes, sont très-ouvertes pour leur permettre de s'approcher ou de s'éloigner beaucoup; les boucles à ardillons que la traverse (g) porte, sont destinées à recevoir et à assujettir les bouts de la grande pièce, c'est sur cette considération que leur largeur doit être fixée; elles sont fortement bredies, et leurs bredissures portent chacune un passant pour assujettir le bout excédant; cette pièce porte de plus à l'un de ses bouts, une boucle enchapée d'une chape coulante avec son passant, et à l'autre bout une courroie partant aussi d'une chape coulante (1). La pièce opposée porte vis-à-vis la boucle de celle-ci une courroie comme celle dont nous venons de parler, et vis-à-vis de la courroie de la première, une boucle semblable à celle de cette même première ; l'une de ces courroies passe sur la croupe, l'autre sur le garrot, et toutes

____

(1) La figure ne montre que la naissance de cette courroie; on a supprimé entièrement celle de la pièce opposée.

deux doivent soutenir comme suspensoirs les deux pièces dont nous venons de nous occuper.

Dans la crainte que l'animal, en se défendant, ne se blesse contre les parties du travail, toutes celles sur lesquelles il doit s'appuyer, ou contre lesquelles il pourroit se heurter, sont recouvertes de coussinets rembourrés entre deux cuirs ; tels sont deux grands coussinets qu'on applique aux faces internes des poteaux de la petite face que la tête de l'animal doit occuper et qui retournent de quelques doigts sur les deux faces voisines ; ils ont deux pieds (six décimètres cinquante millimètres) de longueur, et sont maintenus en place par quatre courroies attachées à distances égales à l'une des rives, et qui répondent à autant de boucles attachées à la rive opposée. Les coussinets ; ceux des poteaux.

C'est aussi pareillement que le coussinet E (*planche III*), qui enveloppe le T comme on le voit en $E\,T$, se trouve fixé. Celui du T.

Tel est encore le coussinet F (*même planche*), dont on enveloppe la barre de fer, comme on le voit en $F\,A$. Celui de la barre de fer.

Tels sont enfin d'autres coussinets qu'il eût été superflu de décrire et de dessiner, et qu'on imagine facilement.

On conçoit par ce que nous avons observé du danger de blesser l'animal, que tout entravon

6

est fait de sorte qu'il ne touche au paturon et
aux parties voisines, que par un coussinet qui
revêt toute la face interne de la courroie doublée
qui le constitue et en reborde l'une et l'autre rive :
on voit en *G* (*planche* *v*), un entravon ; on y
distingue en (*a*) le dos de la courroie formée de
deux cuirs l'un sur l'autre ; en (*b*) la boucle qui
la termine d'une part, avec le passant qui l'ac-
compagne ; et en (*c*) l'anneau dans lequel on passe
les lacs ou cordes. La courroie est primordiale-
ment passée dans cet anneau, et une pièce de
semblable courroie, mais simple, est appliquée
dessous avec l'attention d'en amincir les bouts
en coins très-aigus, avant de la fixer en place
par quelques points de couture ; cette pièce est
saisie par quatre points de forte bredissure, un de
chaque côté de l'anneau par-dessus, et autant
par-dessous. Du bout de la boucle à ce point de
l'anneau, il y a cinq pouces (treize centimètres
cinq millimètres) ; le reste de la courroie a un
pied trois pouces (quatre décimètres six millimètres), dont six pouces (seize centimètres deux millimètres) dépourvus de coussinets, sont percés de
quatre trous pour recevoir l'ardillon de la boucle.
Le bout (*d*) n'est autre chose qu'une prolongation
du coussinet, pour mettre les parties vives à l'a-
bri de toute atteinte de la part de la boucle de fer ;

c'est pour cela que ce bout est plus large que tout le reste de l'entravon ; il doit dépasser la boucle au moins d'un demi pouce (quatorze millimètres).

Il en est du licou de force *H* (*planche r*), comme des pièces dont nous venons de parler ; outre qu'il est construit de cuir gras et peu dur, quoique très-fort , tout le cuir qui touche à l'animal est revêtu d'une lisière de drap fort épaisse et assez large pour en déborder les rives , et le fer est revêtu d'un cuir de mouton apprêté à l'huile et fort souple ; c'est de cette sorte qu'on a paré aux mauvais effets qu'auroit pu produire l'anneau (*e*), qui réunit sous la ganache deux pièces de la muselière ; des deux montans (*f* et *g*) , l'un a onze pouces (vingt-neuf centimètres huit millimètres) de longueur mesuré sur le cuir, un pied (trois décimètres vingt-cinq millimètres) mesuré du centre de l'anneau jusqu'à la fin du cuir , et un pied un pouce et demi (trois décimètres soixante-six millimètres), la boucle qui le termine y étant comprise ; l'autre a trois pieds (neuf décimètres soixante-quinze millimètres) en cuir, dont un pied (trois décimètres vingt-cinq millimètres) du bout est percé de huit trous pour recevoir l'ardillon de la boucle dont nous venons de parler ; ce sont ces deux montans qui forment ensemble la sous-gorge

6 *

et tiennent lieu de têtière : c'est encore de cette sorte que sont recouverts les deux anneaux (*h* et *i*), qui réunissent chacun deux des pièces de la muselière et un autre montant, et qui donnent prise aux longes de corde. La muselière, comme on voit, est composée de trois pièces en cuir : savoir, de deux (*e i*), (*i h*), de cinq pouces (treize centimètres cinq millimètres) de longueur chacune, mesurées sur le cuir, et de sept pouces (dix-huit centimètres neuf millimètres) mesurées du centre de l'anneau (*e*) au centre de l'anneau (*i*), et d'une troisième (*k*) qui s'étend de l'anneau (*h*) à l'anneau (*i*); celle-ci, mesurée sur le cuir, a un pied quatre pouces (quatre décimètres trente-trois millimètres) de longueur, et un pied six pouces (quatre décimètres quatre-vingt-sept millimètres) mesurée de centre à centre des anneaux : ces trois pièces sont composées de trois cuirs l'un sur l'autre ; les pièces qui forment la têtière et les deux autres montans dont nous allons parler, ne sont que doubles ; la largeur, tant des uns que des autres, est d'un pouce et demi (quatre centimètres).

Les montans L s'élèvent, l'un de l'anneau (*i*) pour saisir le montant (*f*) à sept pouces et demi (deux décimètres trois millimètres) de son départ de l'anneau (*e*), mesurant sur le cuir, et à huit pouces et demi (deux décimètres vingt-quatre millimètres), mesurant du centre de l'anneau (*e*); l'autre de l'anneau (*h*) pour saisir à pareilles mesures le montant (*g*) : ces montans sont fortement bredis sur ceux de la sous-gorge.

Quant aux lanières (*m*), dont une de chaque côté bride les deux pièces de la muselière et le montant qui se réunissent au même anneau, comme elles ne peuvent toucher à l'animal, elles ne sont point doublées.

Les sangles à œillets se passent aussi de doublure ; j'entends celles dont on se sert pour saisir les pieds et les jambes, et les attacher, soit aux barres, soit au T. Ces sangles sont un tissu semblable, en très-grossier, à celui du ruban de fil ; la chaîne est de dix-huit fils, c'est-à-dire dix-huit cordelettes de deux petites lignes (cinq millimètres) de diamètre ; la trame est de la même cordelette et n'est pas vivement frappée, quoique très-tirante en travers : l'un des bouts présente une ganse ou un œillet formé par neuf fils de chaîne pris ensemble et embrassant un crochet quelconque pendant qu'elle est sur le métier, lesquels neuf fils de chaîne de chaque côté du crochet, étant réunis au dessous de ce même crochet, forment les dix-huit fils de la chaîne du tissu. Pour maintenir ensemble ces neuf ganses particulières, un fil

semblable aux autres les embrasse toutes ensemble, formant le point de boutonnière tout
autour en dehors, et même sur la commissure.

L'autre bout cesse d'être plat à un pied (trois
décimètres vingt-cinq millimètres) de son extrémité et forme un gros cordon rond d'un pouce
(deux centimètres sept millimètres) de diamètre, quoique tramé comme ce qui le précède ;
ce bout est ainsi façonné pour qu'on enfile plus
facilement l'œillet. Comme ces sangles servent à
divers usages, et que la longueur ne nuit pas, il
en est qui ont jusqu'à quatorze pieds (quatre
mètres cinquante-cinq centimètres); on en a de
-sept à huit pieds (deux mètres deux décimètres
soixante-quatorze millimètres à deux mètres six
décimètres) seulement.

*Travail par-
ticulier pour
la tête.*

Nous voici parvenus à cette partie du travail
qui concerne uniquement la tête. Remarquons,
avant toutes choses, dans la (*planche 11*), où
le travail est représenté en perspective, une forte

L'aragnée.

croix de Saint-André irrégulière, engagée par
les extrémités de ses quatre branches dans les logemens I^3, I^4, des petites faces ; ces extrémités
retournées d'équerre à cet effet, sont autant de
tiges semblables à celles du T et des supports de
la barre de fer par lesquelles ces pièces sont inébranlablement établies dans leurs places ; la par-

tie carrée de celle-ci est précédée d'une embase comme celle des autres, et terminée en vis à écrou comme elles. Les croisillons arrondis ou à huit pans, sont réduits à dix ou onze lignes (vingt-trois ou vingt-cinq millimètres) de diamètre; le lieu de leur réunion ou croisement est assez large pour comporter en son centre un trou de dix lignes (vingt-trois millimètres) de diamètre et conserver tout autour autant de grosseur qu'en ont les croisillons. Ce trou, ou plutôt cet œil, est élevé de six pieds (un mètre quatre-vingt-quinze centimètres) sur le sol quand la pièce est en place; il répond justement au milieu de la petite face, et se dirige selon la longueur du travail; il est un peu évasé de dedans en dehors.

Cette pièce est ainsi disposée en attendant le cheval : nous la nommerons l'*aragnée*.

Quant au cheval, on le coiffe du casque à l'écurie et on l'amène au travail.

Nous donnons le nom générique de *casque* à toute la machine, mais le casque proprement dit n'en est que la partie cotée *I* (*planche* v); on la voit de profil en *I*, de face en *I*², par derrière en *I*³, et en *I*⁴ de profil sur la tête d'un petit cheval. Il faut remarquer dans cette pièce quatre principales parties : l'une (a) qui s'applique sur le front de l'animal ; deux autres (b) semblables entre elles, qui descendent l'une d'un côté, l'autre du côté opposé derrière les oreilles; enfin une quatrième (c), qui est un fort crochet appliqué inébranlablement sur le sommet du casque dans la direction de l'arrière à l'avant; ce crochet est destiné à s'engager dans l'œil de l'aragnée et à le traverser de part en part, de façon que le fond de sa courbure touche à cette pièce. Pour faciliter son entrée, le bout en est taillé en cône à pointe arrondie, et pour qu'on puisse le fixer en place, il est taillé en vis dans la longueur de sept ou huit lignes (seize ou dix-huit millimètres), dont il dépasse l'épaisseur de l'aragnée, outre la longueur de sa partie conique, et à cette vis est approprié un écrou à oreilles (d) avec lequel on le saisit dès qu'il se présente, et on l'oblige de venir en avant jusqu'à fond, quelque résistance qu'oppose le cheval.

Les parties (b) qu'on pourroit nommer les *oreillères*, nommant la troisième le *frontal*, sont terminées en trois charnons d'une charnière à cinq, pour recevoir les jouières K qui portent les deux autres charnons; la broche de cette charnière est représentée en grand en (e); elle se termine en vis, elle a une tête octogone, son écrou (f) est aussi octogone; le nœud de cette charnière est totalement rejeté en dehors, comme on le voit en (g) de la *figure I*.

Du centre d'une charnière au centre de l'autre charnière, il y a neuf pouces (vingt-quatre centimètres sept millimètres) de distance ; d'un fil tendu de l'une à l'autre au sommet du casque, il y a quatre pouces et demi (douze centimètres deux millimètres) mesurés intérieurement ; de ce même fil supposé tendu sur le devant des charnières au bout le plus antérieur du frontal, il y a cinq pouces (treize centimètres cinq millimètres): cette pièce étant posée sur un plan horizontal, le bec du frontal y touchant, les charnons des oreillères y touchent tous ensemble, et le crochet est de niveau.

Les oreillères n'ont pas tout-à-fait deux pouces (cinq centimètres quatre millimètres) de largeur; cette largeur est assez uniforme jusqu'à la naissance du frontal ; celui-ci en a près de deux pouces et demi (six centimètres huit millimètres) dans le lieu le plus étroit, et trois pouces et demi (neuf centimètres cinq millimètres) dans le plus large, destiné à recouvrir le milieu du front : ces pièces ont environ deux ou deux lignes et demie (cinq ou six millimètres) d'épaisseur ; les rives en sont exactement arrondies.

Les jouières *K*, considérées par côté, débu- Jouières.
tent de la charnière à angles droits ; elles ont la largeur et l'épaisseur des oreillères ; elles conser-

vent ces dimensions jusqu'au bout , mais elles se portent en avant dès le tiers de leur longueur , et ensuite en arrière dès le second tiers de cette même longueur , à telle mesure néanmoins que si nous supposons le casque sur le plan horizontal dont nous parlions , le point (h) qui se trouve à onze pouces et demi (trente centimètres douze millimètres) au-dessous de l'axe de la charnière , et qu'on peut voir au bout de la jouïère K, ne répondroit verticalement qu'à un pouce (deux centimètres sept millimètres) en avant de la charnière , le premier et le second plis étant peu sensibles; mais elles sont pliées plus visiblement sur plat comme on le voit en K^2, et de plus un peu gauchies pour jeter leur rive antérieure de plus en plus en dehors , à mesure qu'on approche de leur extrémité inférieure. Cette dernière tournure est en faveur des dents molaires qui font une exubérance sur le côté de la tête ; mais elle ne doit pas être telle que l'épine maxillaire et zygomatique puisse passer en arrière lorsque les bouts inférieurs de ces pièces sont rapprochés des côtés du bas du chanfrein. Le frontal empêche le cheval de se porter en avant : il faut que les épines zygomatiques, portant sur les rives antérieures des jouïères, l'empêchent de se délivrer en reculant. Les jouïères portent des anneaux à courroies mobiles dans des chapes fixées sur leur face extérieure tout contre leurs rives ; savoir, en avant, un immédiatement au-dessous de la charnière, et trois qui se touchent presque en remontant de l'extrémité inférieure ; en arrière, deux près à près sous la charnière ; et au bout, 'trois correspondans aux trois antérieurs. Ces anneaux servent à affermir cette armature sur la tête du cheval ; on choisit ceux qui se trouvent les mieux placés pour la circonstance ; ils ne sont jamais nécessaires tous à la fois.

Le crochet (e) et l'aragnée captivent visiblement le haut de la tête, mais rien encore n'empêche le cheval de porter la partie inférieure de la face de tous côtés : voici donc le complément du travail particulier à la tête.

Considérez la pièce L (*planches II et III*), Muserolle. c'est la muserolle. Elle est composée de deux tiges égales et semblables (*i*) (*planche III*), liées et entretenues ensemble par une forte croix de Saint-André K et une entretoise (*l*) ; elles forment chacune un puissant lacet (*m*) à un bout (on les voit par-dessus en L¹ et par côté en L²) ; elles portent au bout opposé un écrou (*n*) et une vis (*o*) comme on le voit par-dessus en L¹, et par côté en L² ; en (*oo*), on voit la vis en plus grand et dégagée de l'écrou.

Les mesures de cette pièce sont de deux pouces sept lignes (sept centimètres) de diamètre intérieur aux lacets, sur deux lignes (cinq millimètres) d'épaisseur et un pouce et demi (quatre centimètres) de largeur ; dix-sept pouces (quarante-six centimètres) de longueur de tige, mesurée du centre du lacet au centre de l'écrou ; sept lignes (seize millimètres) de diamètre à l'écrou, et autant de joue tout autour. Entre le lacet et l'écrou les tiges sont carrées de neuf lignes (vingt millimètres) de côtés ; les angles sont abattus : elles sont séparées de neuf pouces (vingt-quatre centimètres sept millimètres) l'une de l'autre et parallèles ; la traverse est du même équarrissage, elle est assemblée par enfourchement ; la croix de Saint-André est de fer mi-plat de neuf lignes (vingt millimètres), sur six ou sept lignes (quatorze ou seize millimètres) ; les vis ont cinq ou six lignes (onze ou quatorze millimètres) de pointe en cône, et trois pouces ou trois pouces et demi (huit centimètres ou neuf centimètres cinq millimètres) de fileté ; ce qui fait toute la longueur de leur tige à quelques lignes (quelques millimètres) près, qui forment la naissance de l'anneau, lequel est à pleine main.

Barre. Or cette pièce est portée en place par la barre (☉) (*planches 1 et 11*), arrondie à cet effet sur

deux pouces et demi (six centimètres huit millimètres) de diamètre dans toute sa longueur depuis sa sortie du premier poteau, et retenue par-
delà le second poteau au moyen d'une cheville
de fer passée dans le trou voisin de son extrémité.
On y distingue quatre autres trous ; du premier
au troisième il y a toute la largeur de la muserolle, comme du second au quatrième. On choisit les mieux placés pour la circonstance, et on y
enfonce des chevilles de fer qui empêchent cette
pièce de glisser au long de la barre, sans s'opposer à ce qu'on la relève par le bout.

Elle est, comme on le voit (*planche* 11),
pendante en avant au-dessous de l'aragnée en
attendant le cheval. On la relève quand il est
saisi par le haut ; on porte les mains aux vis (*o*)
(*planche* 111), dont on fait entrer les pointes
dans les bossettes (*h*), lesquelles sont creusées
pour les recevoir ; on tourne ces deux vis plus ou
moins l'une ou l'autre, jusqu'à ce que le chanfrein de l'animal soit suffisamment pressé par
côté sans l'être trop, et qu'il soit à plomb ou
dans la posture convenable à l'opération projetée.

Mais de tels ferremens blesseroient infailliblement l'animal s'ils n'étoient matelassés ; d'ailleurs, il faudroit en avoir beaucoup pour répondre
aux diverses tailles, s'il n'étoit pas possible d'ap-

pliquer le plus grand au plus petit cheval comme
au moyen , et les coussinets donnent cette facilité. Tous les points de contact sont donc revêtus
de coussinets contournés comme la pièce à laquelle ils sont appliqués ; tel est le coussinet M'
(*planche r*) , qui revêt intérieurement tout le
casque proprement dit ; on le voit en place et
par derrière en M^2 (*figure I^a*) ; il faut y remarquer les trois petits boulons (p) qu'on voit
dans leur grandeur naturelle en (pp). Leur tête,
très-plate et large d'un pouce (deux centimètres
sept millimètres) et plus , est engagée sous le
cuir destiné à toucher le fer et recouverte par un
second cuir cousu tout autour avec le premier ;
leur tige carrée au sortir du cuir dans la longueur
de quatre lignes (neuf millimètres) , à l'effet
qu'elle ne tourne pas quand on y applique l'é-
crou , est taillée en vis dans tout le reste de sa
longueur , qui ne passe pas en tout un pouce et
demi (quatre centimètres) ; le diamètre de ces
tiges est de deux lignes (cinq millimètres) ;
elles passent toutes trois au travers du casque ;
savoir , une au travers du frontal percé pour
cet effet au centre de sa partie élargie (I^a) , et
une au travers de chaque oreillère (I^b) : ces
tiges , arrivées au-dehors des parties qu'elles traversent , reçoivent une rondelle (q) pour faciliter

les mouvemens de l'écrou , et l'écrou par-dessus qui les attire contre l'intérieur du casque et y colle le coussinet de manière à l'identifier en quelque sorte avec le fer. Les jouïères ont chacune leur coussinet comme on le voit en N^1 de profil , et en N^2 montrant la face destinée à être appliquée au fer : la largeur excédante de ces coussinets en (r) est pour éviter que les anneaux inférieurs-antérieurs ne blessent le nez de l'animal.

On voit sans doute que les tiges des petits boulons (p) ont de longueur bien plus qu'il ne leur en faut pour les coussinets que nous venons de décrire ; mais il faut savoir que le casque ainsi garni convient aux plus grands chevaux, et que, pour l'approprier aux petits , on interpose ce qu'il faut de semelles entre le coussinet et le fer ; que ces semelles sont percées au droit des boulons et emploient chacune une partie de leur longueur , en sorte que quand le casque est garni pour un petit cheval, il ne reste de tige en dehors que ce qu'il en faut pour la prise de l'écrou. Les semelles ne sont autre chose que des pièces de cuir très-épais , coupées sur la forme précise des coussinets et percées avec justesse pour laisser passer les boulons.

Revenons présentement aux détails de la construction de la charpente , et principalement aux moyens dont on fait usage pour établir solidement cet édifice ; ils consistent en huit solives de six à sept pouces (seize à dix-neuf centimètres) d'équarrissage, dont les quatre cotées P ont huit pieds (deux mètres six décimètres) de longueur, et les quatre cotées Q cinq pieds neuf pouces (un mètre quatre-vingt-sept centimètres) seulement.

Les poteaux A (*planches 1 et 11*) sont taillés inférieurement en queue d'aronde à quatre faces, et les longrines P contre-jaugées à ces queues les embrassent comme leurs boîtes et en même temps comme des moises ; elles sont serrées l'une contre l'autre auprès de chaque queue, pour qu'elles l'emboîtent bien, par deux traverses à entailles Q, dont l'une Q^1 leur sert de chantier, en même temps que, par chacune de ses entailles à mi-bois, elle saisit une de leur paire et l'empêche de se désunir; et l'autre Q^2, couchée par-dessus la première, entaille contre entaille, la seconde dans cette dernière fonction, et complète l'assemblage des poteaux dans leurs racines.

On voit (*figure 1*) le poteau A par bout ; la moitié du plan particulier de cette partie montre la moitié de la queue d'aronde en ponctuée, et l'autre moitié de ce même plan montre l'autre moitié de cette même queue d'aronde, en vue d'oiseau et coupée horizontalement au collet ;

pour la rendre plus visible , on a supposé la lon-
grine P' hors de place , ne l'ayant figurée qu'en
ponctuée : les autres lignes ponctuées qu'on aperçoit dans cette figure désignent les entretoises
B et M.

On voit de même (*figure* 2) le poteau A par
son dessus supposé coupé à fleur des tenons des
entretoises ; on distingue que ces entretoises le
pénètrent chacune par trois tenons ou portions de
tenons ; on aperçoit par-dessous les surfaces supérieures de la traverse Q² et des longrines P' et ².

On voit, 1°. (*figure* 3) une des longrines P qui
cache sa paire; 2°. les traverses Q par leurs bouts;
3°. en ponctuée la queue d'aronde en élévation.

On voit enfin (*figure* 4) les traverses Q l'une
sur l'autre , et saisissant ensemble les longrines
P qui se montrent par bouts.

Ces pièces sont garnies fidèlement en bonne
maçonnerie entre le fond de la fondation et leur
dessous , et ensuite chargées de semblable maçonnerie jusqu'au pavé qui regagne le niveau du
local , de manière néanmoins que les eaux soient
forcées de couler hors de l'enceinte du travail , et
que la surface supérieure des entretoises B² , M²
soit au même niveau que le pavé qui les avoisine.

On conçoit que la fosse doit être ouverte en
entier de huit pieds et demi à neuf pieds (deux

mètres soixante-seize centimètres à deux mètres quatre-vingt-douze centimètres quatre millimètres) de longueur, sur la largeur de six pieds et quelques pouces (un mètre quatre-vingt-quinze centimètres et quelques millimètres), et quatre pieds (un mètre trente centimètres) de profondeur, et qu'il est inutile si la maçonnerie est chère, d'en remplir tout le vide: elle n'est nécessaire qu'au pourtour; mais si l'on rejette de la terre dans le milieu, il faut la bien battre pour prévenir tout tassement qui pourroit se faire après coup.

Toiture. Passons au toit : celui que nous avons sous les yeux et que les figures représentent, est en pavillon à deux poinçons : on voit partie de ces poinçons en R (*figures* 3 *et* 4); les autres pièces sont un grand entrait dont on voit le bout S (*figure* 4); il a dix pieds trois pouces (trois mètres trente-trois centimètres) de longueur; il est posé sur les entretoises M , de manière que le milieu de sa largeur divise en deux parties égales la largeur du travail, et que ses bouts en dépassent la largeur de deux pieds (soixante-cinq centimètres), tant d'un côté que d'autre.

A trois pieds neuf pouces (un mètre vingt-deux centimètres) de chaque bout de ce premier entrait, est le milieu d'une entaille à mi-bois qui en reçoit un autre T contre-entaillé; celui-ci, dont on ne voit de même que le bout, repose sur les entretoises B, croise à angles droits le premier, et dépasse de deux pieds (soixante-cinq centimètres) de chaque côté la largeur du travail, ayant pour cet effet sept pieds six pouces (deux mètres quarante-trois centimètres six millimètres) de toute longueur.

Ces entraits, et généralement tous les gros bois de cette charpente, ne sont que des chevrons de trois pouces (huit centimètres un millimètre) de largeur sur trois pouces et demi (neuf centimètres cinq millimètres) de hauteur.

Sur chacune des croisées dont nous venons de parler s'élève un poinçon rond de neuf pouces (vingt-quatre centimètres sept millimètres) de diamètre, entaillé pour noyer toute la hauteur des entraits et s'affleurer en dessous avec eux; il porte au droit des angles du toit des mortoises pour recevoir les coyers U, qui, comme nous l'avons ci-devant annoncé, sont engagés de trois pouces (huit centimètres un millimètre) de leur hauteur dans des enfourchemens X qui terminent les poteaux supérieurement; ils sont chevillés en place.

Les bouts de chaque entrait ou coyer sont taillés supérieurement selon le trait de pente du toit, et réduits à rien; les arbalétriers V, comme les arêtiers W, continuent ce trait et se rendent

7.

au poinçon R qui les reçoit chacun dans une
mortoise convenable et qui continue de s'élever
en pointe façonnée pour remplir le pied d'un vase
de couronnement ; les deux poinçons sont entretenus dans l'autre sens au moyen d'une faîtière AE
qui s'étend de l'un à l'autre , étant enmortoisée
dans tous deux.

Cette charpente est retenue en place par de
grands clous qui attachent les entraits aux entretoises ; elle est maintenue en elle-même par
l'effet des poinçons qui, comme dans toute ferme,
tirent les arbalétriers contre leurs entraits en
même temps que ces arbalétriers , incapables de
plier , mettent de plus en plus l'entrait dans l'impossibilité de le faire lui-même. En effet , pour
suppléer ici aux étriers ou soupentes ordinaires
des poinçons , tout le dessous du nôtre est recou-
vert d'une rondelle de fer , au travers de laquelle
une longue vis à bois traverse la croisée des entraits et pénètre fort avant dans le cœur du poinçon ; cette rondelle retient les coyers dont les
mortoises n'ont point de joues inférieurement,
et s'oppose à ce que le poinçon ne remonte ,
puisqu'elle porte sous les entraits.

Des planches de sapin, ou autres de cette nature , tiennent lieu de chevrons , de pannes et de
lattes ; l'ardoise est clouée sur elles. Le plafond

est également de planches clouées sous les entraits ; il en résulte que l'égout du toit a pour
épaisseur sous l'ardoise celle de deux planches ,
celle de la chanlatte , plus celle d'une moulure
appliquée par-dessous pour border le plafond tout
autour ; or ces quatre planches font trois pouces
(huit centimètres un millimètre) d'épaisseur , qui
sont taillés extérieurement en demi-gouttière, en
quart-de-rond creux dont le centre seroit en haut,
et cela pour servir d'ados et de support à un
chéneau de fer-blanc qui borde tout ce toit , formant deux pentes pour chaque face du travail ,
à l'effet de rassembler les eaux dans les angles
munis de canons qui la jettent au loin.

Nous terminerons cette description par deux
observations très-importantes. La première est
que le meilleur bois dont on puisse construire
toute cette charpente, au toit près , est le chêne ,
surtout pour les quatre poteaux ; mais chacun
d'eux principalement doit n'être qu'un quartier
de tronc , sinon ils se fendroient et se tourmen-
teroient au point de pervertir tous les usages de
la machine.

La seconde est que la chaux brûle le chêne , et
que par cette raison , si l'on n'a pas de plâtre , il
ne faut employer contre le bois que du mortier
de terre , mais le faire avec soin.

DESCRIPTION

DU TRAVAIL

POUR LES BÊTES A CORNES.

Travail pour les Bœufs. La seconde espèce de travail, celle qui est plus particulièrement destinée à maîtriser les bœufs, est, comme celle que nous venons de décrire, partie dans la terre et partie hors du sol; c'est pour les mêmes raisons qu'on engage dans la terre, environ quatre pieds (un mètre trente centimètres) de hauteur, des poteaux tant de l'une que de l'autre espèce : on comprend que l'objet est d'obtenir un enracinement invincible à l'animal.

L'enracinement du travail pour les bœufs étant fait sur les mêmes principes que celui dont nous venons de parler, on le conçoit assez sans de nouvelles figures et sans de nouvelles explications; nous nous bornerons à observer que sa base étant moins grande, les longrines et les traverses s'étendent plus loin au-delà des poteaux, et que le milieu est rempli de maçonnerie. Quant aux pièces dont ce travail est composé, nous allons en rendre compte.

Les pièces A, B (*planche VI*), sont deux

poteaux dont la partie cachée dans la terre, longue, comme nous l'avons déjà dit, de quatre pieds (un mètre trente centimètres), peut être droite, mais dont la partie saillante sur le sol doit être naturellement courbée assez pour que le tour qu'on y distingue n'ait pas obligé de trancher les fils du bois : celui de derrière A a plus de tour que celui de devant B ; ils sortent de terre, l'un comme l'autre, en dés de six pouces (seize centimètres deux millimètres) d'équarrissage, et de huit à neuf pouces (vingt-un à vingt-quatre centimètres sept millimètres) de hauteur ; là ils reçoivent de droite et de gauche un délardement du quart de leur face interne, en sorte qu'ils n'ont plus que trois pouces (huit centimètres un millimètre) d'épaisseur sur six pouces (seize centimètres deux millimètres) de largeur. Ils gardent la même épaisseur jusqu'au sommet, mais la largeur varie : à un pied (trois décimètres vingt-cinq millimètres) en montant de l'épaulement (a) résultant du délardement, ce poteau s'élargit à tel point qu'en (b) il y a dix pouces (vingt-sept centimètres) et plus de largeur ; mais le bossage (b) peut être une pièce appliquée. En (c) toute la largeur du poteau se réduit à trois pouces et demi (neuf centimètres cinq millimètres) ; à mesure qu'il continue de s'élever en se courbant en dedans, il perd un peu de cette largeur jusqu'auprès de (d), où il en regagne deux pouces (cinq centimètres quatre millimètres) pour former un second bossage comme en (b) ; du milieu de celui-ci au milieu du second il y a deux pieds trois pouces (soixante-treize centimètres) de hauteur ; du milieu du second bossage (d) jusqu'au sommet il y a un pied trois pouces (quatre décimètres six millimètres) aussi de hauteur. Le bossage (d) saillit d'un pouce (deux centimètres sept millimètres) sur la face antérieure du haut du poteau, dont la largeur latérale, comme celle des faces externes et internes, est réduite à trois pouces (huit centimètres un millimètre) jusqu'au bout : à trois pouces (huit centimètres un millimètre) en contre-bas du sommet, est le haut d'une mortoise de trois pouces (huit centimètres un millimètre) de hauteur et d'un pouce (deux centimètres sept millimètres) de largeur, qui, du milieu de la face externe, passe au milieu de l'interne pour livrer passage à la clef E, dont la tête s'applique contre la face externe du poteau, tandis que la tige s'étend au-delà de l'interne.

Le poteau B diffère de celui que nous venons de décrire en ce que la courbure est moindre, en ce qu'il n'y a qu'onze pouces (vingt-neuf centimètres huit millimètres) entre l'épaulement ou

le dessus de son dé et le milieu du bossage (b) ;
enfin, en ce que du milieu du bossage (b) au milieu
du bossage (d), il n'y a que deux pieds deux pouces
(soixante-dix centimètres quatre millimètres), y
ayant un pied cinq pouces (quarante-six centimètres) du milieu du bossage (d) au sommet.

La raison de ces différences est que le corps
du bœuf, au défaut des épaules, est moins épais
et moins haut qu'au défaut des côtes ; en effet,
quand le bœuf est appliqué au travail, son corps
proprement dit, ou le coffre, est gêné, savoir,
un côté par les deux poteaux ou courbes fixes
que nous venons de décrire, et l'autre côté par
les deux courbes mobiles C et D, qui ne diffèrent
chacune de sa correspondante que par la brisure
en charnière dans le dé et par l'évasement de sa
mortoise, tant en contre-haut qu'en contre-bas.
Alors les clefs E et F, passées au travers des
courbes fixes et des courbes mobiles, chacune
ayant sa tête en dehors, et une forte clavette de
fer aussi en dehors qui la traverse par le trou le
plus convenable entre tous ceux dont elle est
percée, tirent ces courbes les unes contre les
autres, et pressent l'animal au point qu'on juge
nécessaire ; il faut observer que l'animal a pour
lors la tête fixée par le poteau inébranlable G,
auquel il est lié par les cornes.

Si l'on prétend opérer sur les pieds de devant, le support H se présente pour assujettir celui dont on le chargera, car il se pose indifféremment à droite ou à gauche.

Cette pièce est composée de deux principales parties droites, mais retournées d'équerre l'une sur l'autre ; celle qui se montre le plus clairement dans la figure est cylindrique, d'un pouce (deux centimètres sept millimètres) de diamètre entre une pomme (e) et une embase (f) ; elle est prolongée en méplat d'un pouce (deux centimètres sept millimètres) d'épaisseur, sur un pouce et demi (quatre centimètres) de largeur, depuis l'embase (f) jusqu'au droit du milieu de la face de la courbe dans sa partie voisine du dé, l'embase n'ayant de saillie que d'un côté seulement pour s'appliquer contre la face externe de la courbe, pendant que le méplat s'applique par sa plus large face contre la face latérale de cette même courbe. La partie méplate se retourne d'équerre en tige carrée d'un pouce (deux centimètres sept millimètres) de côté, terminée en vis pour pénétrer dans la courbe, en traverser toute l'épaisseur et se visser dans son écrou (g), qui l'affermit dans son logement.

Ce logement n'est pas unique ; il en est trois semblables, l'un au-dessous de l'autre, à chaque

courbe ; ils sont distans de trois pouces (huit centimètres un millimètre) de milieu à milieu, pour
qu'on puisse s'accommoder aux diverses tailles des
bœufs à assujettir ; ils sont défendus par des platines de fer (h), qui embrassent chacune les trois
qui se montrent sur chaque face de la courbe.

A l'aide du poteau I on se rend maître également des pieds de derrière, soit l'un, soit l'autre
indifféremment : c'est pour faciliter l'assujettis-
sement de ces pieds et donner prise aux lacs et
autres liens qu'on peut mettre en usage à cet
effet, que ce poteau porte les chevilles croisées (i)
qu'on y aperçoit ; comme c'est pour se rendre
immanquablement maître de la tête, que le poteau G porte celles dont il est pourvu.

Dans la crainte que l'animal ne se blesse, on
place un coussinet entre son front et le poteau G ;
on grossit ce coussinet à mesure que l'animal est
moins grand : on met de même un coussinet dans
l'assiette du poteau I. Le support H est revêtu
d'un coussinet ; enfin les bossages sont recouverts
de coussinets ; s'ils sont trop distans l'un de l'autre, on ne garnit que ceux du haut si l'animal
est bas sur jambes ; on garnit celui du bas seulement s'il est dans le cas contraire.

Les courbes mobiles s'abattent jusqu'à terre ;
cette propriété est indispensablement nécessaire

dans ces pièces, pour qu'on puisse introduire l'animal dans le travail.

Les quatre dés sont renfermés dans un plan carré de vingt-un pouces (cinquante-sept centimètres) de côté : le poteau G est à deux pieds dix pouces (quatre-vingt-douze centimètres) en avant, mesurant entre celle de ses faces et celui des côtés du plan qui se regardent réciproquement. Le poteau I est à deux pieds et demi (quatre-vingt-un centimètres), mesurant de la même manière entre sa face antérieure et le côté du plan auquel elle est opposée.

Les poteaux G et I sont liés au corps du travail dans le fond de la fondation par les deux longrines du milieu, prolongées pour cet effet jusqu'à dix pieds (trois mètres vingt-cinq centimètres), tandis que les deux autres, ainsi que leurs traverses, n'ont que trois pieds et demi (un mètre treize centimètres sept millimètres) de toute longueur. Il y a aussi une paire de traverses au pied de chaque poteau pour en assurer la prise entre les bouts des longrines ; ces dernières n'ont que deux pieds (soixante-cinq centimètres) de longueur au plus : ces poteaux sont de plus liés à fleur de pavé par une entretoise qui part du milieu de celle qui entretient les deux poteaux B et D pour l'un, et de celle qui entretient les poteaux A et C pour l'autre.

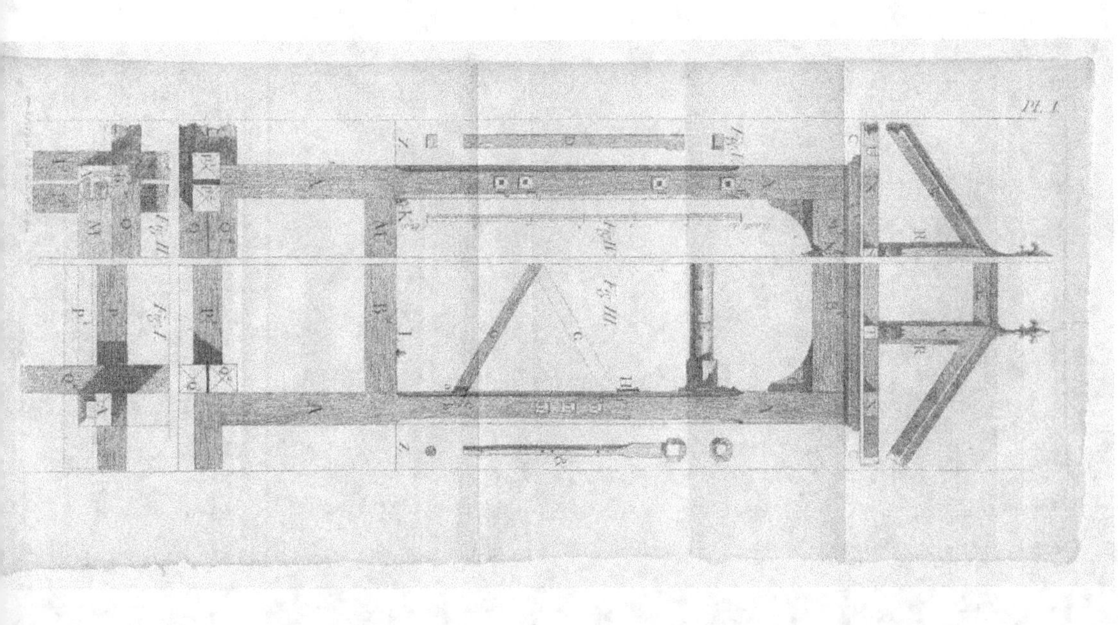

Pl. I.

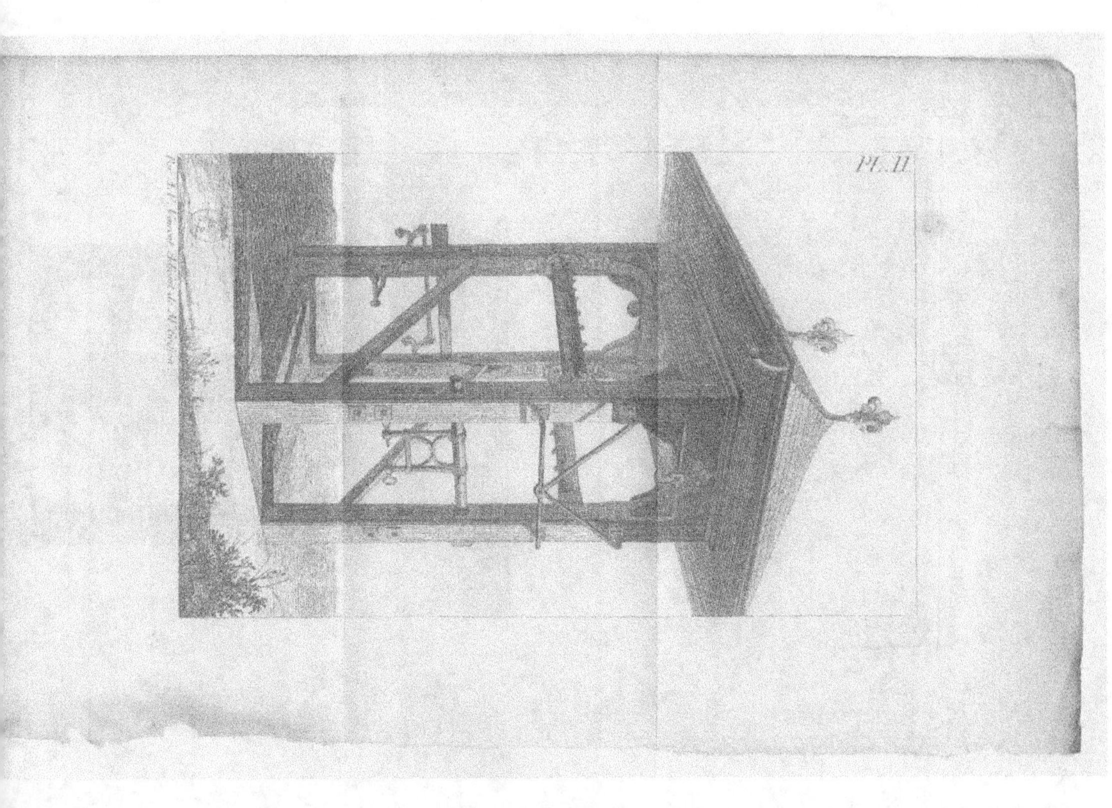
Pl. II

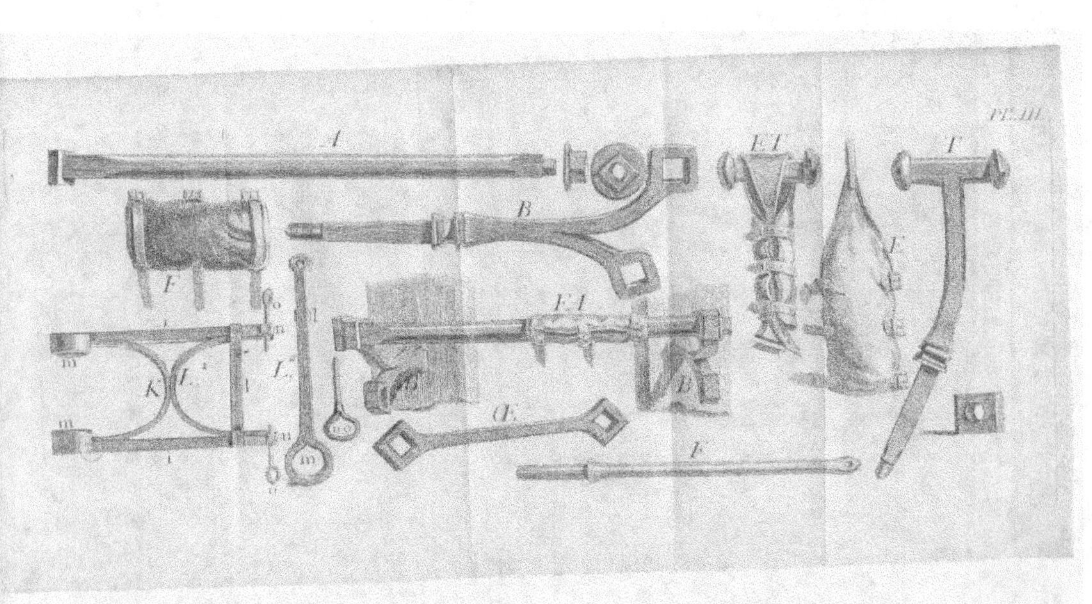

PL. III.
A
B
C
D
E
F
F.1
G
H
I
K
L

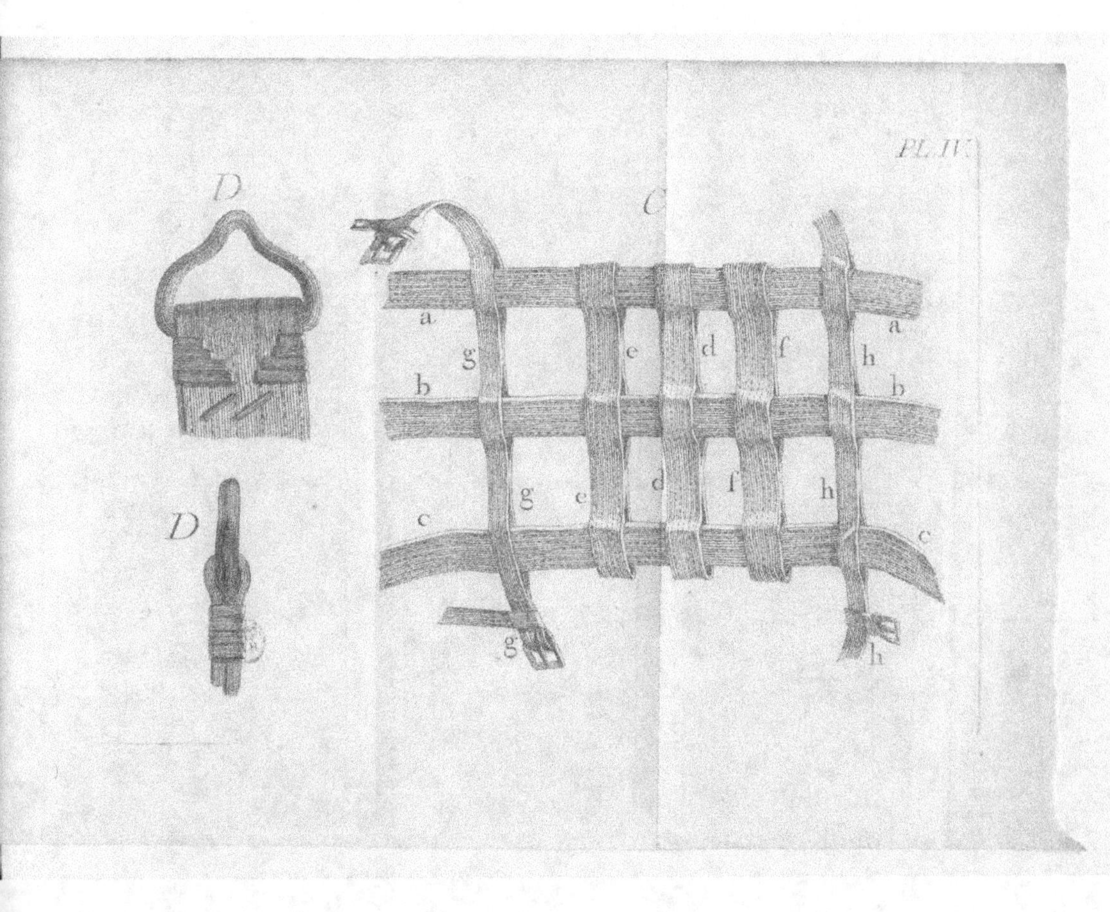
D
D
C
a
g
b
c
g
e
d
f
h
a
b
h
c
g
e
d
f
h

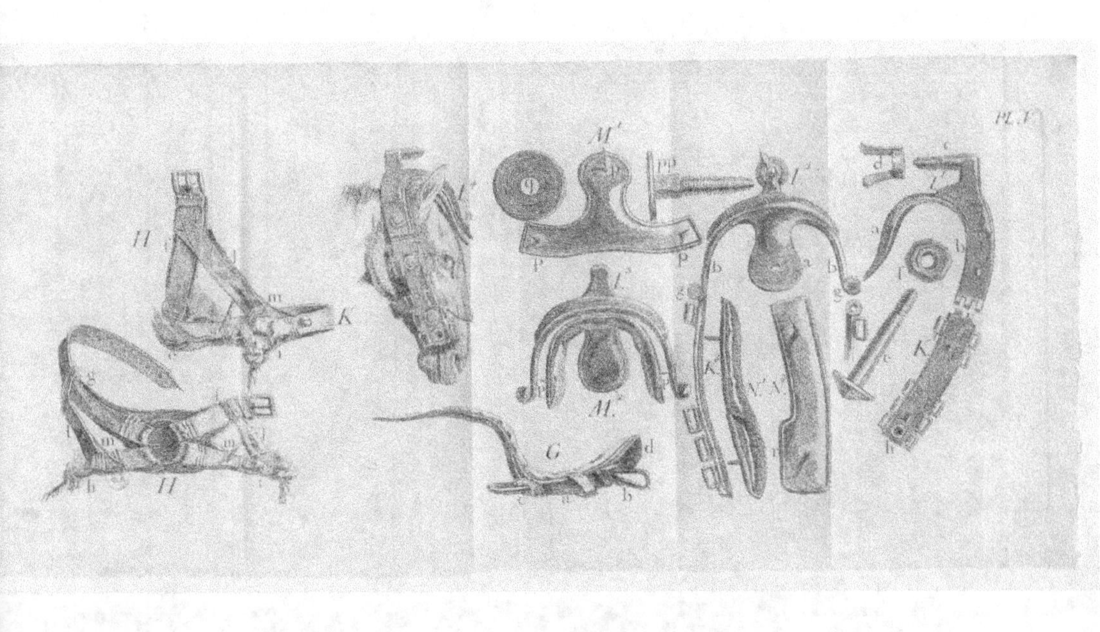
Pl. V

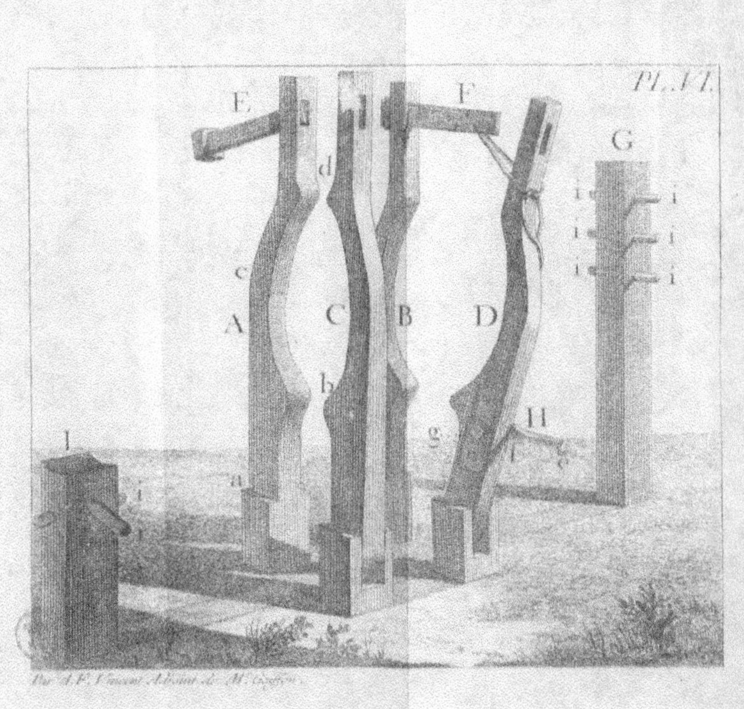

Pl. VI.
E
F
G
A
C
B
D
H
Par A. F. Vincent Adjoint de M. Cugot.

DES BANDAGES

EN PARTICULIER.

N°. I.

Frontal simple.

Le frontal simple (C) (*planche 1x*), ou bandage premier du front, est formé d'une pièce de toile d'une longueur proportionnée ; sa largeur est fixée par l'intervalle des oreilles, sa longueur par l'étendue du front, mesuré depuis les sourcils jusqu'à la partie postérieure de la nuque. Chaque côté à la partie supérieure du bandage est raccourci d'un pouce (deux centimètres sept millimètres) au moyen d'un repli (a), d'où résulte une sorte de cavité propre à loger l'éminence qui se trouve à l'endroit du toupet.

Cette pièce de toile a à chacun de ses angles un lien d'une longueur convenable : les deux liens (b) de la partie supérieure descendent le long de la ganache, se croisent au-dessous de cette partie, et viennent ensuite en remontant s'attacher sur la nuque : les liens inférieurs (c), à peu près de la même longueur des premiers, entr'ouverts à six pouces (seize centimètres deux millimètres) de leur naissance par une ganse (d) pour livrer passage à ceux-ci, vont pareillement se croiser sous la ganache, et remontent le long de cette partie pour se fixer également l'un à l'autre sur la nuque, dans l'endroit de ce bandage où une anse (e) reçoit les uns et les autres de ces liens.

N°. II.

Frontal composé.

Le frontal composé (D) (*planche IX*), ou le second bandage du front, est à peu près comme le frontal simple; il est seulement beaucoup plus étendu en longueur. Ici les replis (d) qu'on a pratiqués ne diffèrent de ceux faits au premier bandage que parce qu'ils sont plus considérables, et l'usage en est le même : sa partie supérieure, comme sa partie inférieure, n'a que la moitié de la largeur de la partie moyenne ; celle-ci se trouve environ aux deux cinquièmes de la longueur totale ; six liens sont unis à ce bandage ; il en est deux supérieurs (a), deux moyens (b), deux inférieurs (cc).

Les deux moyens partant de la partie la plus

large, un de chaque côté, sont chacun terminés par une anse (f), destinée à donner passage aux liens supérieurs : ceux-ci traversent ces anses dans leur trajet le long de la ganache, ils se croisent au-dessous de cette partie, et viennent en remontant sur la tête, où on les fixe par nœuds dans une anse supérieure (e) semblable à celle du frontal simple (C) ; ces quatre liens se soutiennent donc réciproquement.

Les deux liens inférieurs (c) doivent être conduits sous la mâchoire ; on les y croise obliquement ou en X : ils viennent en passant et en remontant le long de la ganache, traversent la même anse (f) des liens moyens, pour être, comme les supérieurs, fixés par nœuds sur la tête, ou pour être conduits et fixés sous la ganache, si les liens moyens ont trop de disposition à remonter.

N°. III.

Bandage contentif des Oreilles.

Ce bandage (E) (*planche x*) est composé de deux pièces de toile : chacune de ces pièces a une forme triangulaire, mais mutilée en un de ses angles ; elles sont unies par leur base et par le côté résultant de la mutilation de l'an

gle : cette réunion répond à la partie supérieure
de l'encolure ; les pointes se croisent ou se che-
vauchent sur le front : dans la partie moyenne
et interne de ces pièces de toile est un gousset
(a) destiné à loger les oreilles. Six liens principaux sont unis à ce bandage ; deux supérieurs (b), deux moyens (c), deux inférieurs (d).

Les supérieurs ne forment ensemble qu'une
pièce, et réunissent les deux parties du bandage : ils descendent de chaque côté de la ganache, et dans la partie moyenne de ce trajet
ils sont percés d'une ganse (f) destinée à recevoir les liens moyens : parvenus les uns et
les autres sous la ganache, ils se croisent et
remontent pour être fixés ensemble par un seul
nœud sur le sommet de la tête, où le bandage
est muni d'une anse (e) semblable à celle que
nous avons observée dans les bandages précédens.

Les liens moyens (c) partent de l'endroit
qui répond à la partie externe de la base des
oreilles, se portent obliquement pour gagner
la ganse (f) pratiquée aux liens supérieurs, et
descendent sous la ganache pour, après avoir
remonté, être fixés comme les précédens.

Les liens inférieurs (d), qui terminent le
sommet de chaque triangle, se portent de

droite à gauche et de gauche à droite en passant obliquement sous les yeux , et sont munis
dans cet endroit l'un et l'autre d'une anse (g)
pour recevoir leurs extrémités qui, après s'être
croisées sous la ganache , viennent y passer et
être fixées l'une à l'autre sur le chanfrein.

Quant aux liens particuliers (h) , fixés au
nombre de trois sur le bord interne de chacune des pièces du bandage , ils se répondent
de manière qu'en se fixant les uns aux autres
ils tendent tous à rapprocher les deux pièces
du bandage , et par conséquent les oreilles , ce
qui étoit le but et l'objet de l'opération.

N°. IV.

Bandage contentif de la partie supé-
rieure de l'Encolure.

Ce bandage (F) (*planche VII*) est composé
d'une pièce de toile. Sa partie carrée est destinée à couvrir le haut de la crinière, tandis que
sa partie antérieure dont la largeur est d'environ six doigts, et dont le prolongement s'étend
au-delà d'un pied (trois décimètres vingt-cinq
millimètres), doit se porter sur le front et sur
le chanfrein jusqu'au-dessous des yeux.

Les bords latéraux dans leur partie moyenne

sont raccourcis d'un pouce (deux centimètres sept millimètres), au moyen d'un repli (a) nécessaire pour racheter la courbure du contour supérieur de l'encolure.

Neuf liens sont fixés à ce bandage : deux (b) aux angles du prolongement antérieur, de chacun huit pouces (vingt-un centimètres) de longueur, et terminés par une anse (g) ; quatre (c, c, d, d) à chacun des quatre angles du corps du bandage ; deux (e, e) dans le milieu des bords latéraux ; un (f) dans le milieu du bord postérieur.

Ce bandage appliqué sur le sommet de l'encolure et le prolongement disposé comme il doit l'être, on fixe d'abord les liens (c), on les attache après les avoir fait passer dans les anses (g) des liens (b) sous la ganache ou sur le sommet de la tête : quant aux liens (d), ils marchent le long de la partie latérale et inférieure de l'encolure pour être fixés au surfaix (A) (*planches VII et VIII*), et s'attacher à quelques-uns des anneaux (d), tandis que le lien (f) parvenu sur le garrot se bifurque pour aller de chaque côté aux anneaux (g) de ce même surfaix (A) : à l'égard des liens (e), ils embrassent l'encolure, et sont fixés et arrêtés au-dessous de cette partie.

Nº. V.

L'Œil simple.

Le bandage (G¹) (*planche vII*) pour l'œil simple est composé de deux parties.

La première (G²), qui est le soutien de tout le bandage, est une bande forte et large de trois doigts, et d'une longueur suffisante : cette bande, qui pourroit être une courroie appropriée pour l'usage, est destinée à être fixée autour de l'encolure, en prenant de dessus la tête jusqu'au-dessous de la ganache.

A cette pièce se trouvent trois liens (a, b, c) de toile, ou trois bouts de cuir, dont l'un est précisément sur la tête, et les deux autres à chaque partie latérale ou moyenne.

La seconde partie (G³) de ce même bandage de toile, ou de peau ou de cuir, présente un carré long échancré dans l'un de ses angles, et doit être d'une grandeur convenable ; les deux bords latéraux ou montans sont raccourcis au moyen des replis (d), d'où résulte une cavité pour loger la convexité de l'orbite et de l'œil : quant à l'échancrure, elle sert à dégager l'oreille ; à chacun des cinq angles est fixé un lien ou une boucle, si la pièce est faite de cuir.

8 *

Ce bandage devant être placé obliquement, des deux liens supérieurs, le plus rapproché de l'oreille (e) s'attache au lien (b) du soutien qui est sur la tête, où le morceau de courroie, qui peut former ce même lien (b), entre dans la boucle de fer qui supplée au lien (e), si le bandage est de cuir.

Le second lien supérieur (f) va répondre au lien (c) du soutien du même côté.

Le troisième (g) va, partant de l'angle inférieur résultant de l'échancrure, s'attacher au lien (a) du soutien.

Le quatrième et le cinquième (h), qui partent des angles inférieurs de la pièce, passent et s'attachent sous la mâchoire au soutien (G²).

N°. VI.
L'OEil double.

Le bandage (H) (*planche XII*) pour l'œil double est composé, comme le précédent, de deux parties, dont la première est le soutien de tout le bandage, et doit être garnie de sept liens (G²), dont un sur le sommet de cette pièce considérée en place.

La seconde (H') est une pièce de toile formant un carré légèrement allongé pour s'accommoder à la largeur du front ; elle doit être d'une grandeur proportionnée ; les deux bords latéraux se trouvent raccourcis d'environ trois pouces (huit centimètres un millimètre) par les replis (n) qui y sont pratiqués, à l'effet de favoriser le logement des yeux au moyen de la concavité que ces replis occasionent. La pièce a sept liens (oo, pp, qq, r); un à chacun des quatre angles (oo, pp), un (q) partant de chaque repli, et le septième (r) du milieu du bord supérieur ; ces sept liens devant répondre et être fixés aux sept liens (a, b, c, i, k, l, m) du soutien.

Ce bandage appliqué sur les deux yeux, on fixe le lien (r) au lien (b) du soutien qui y répond : les deux autres (pp), qui partent des angles supérieurs, sont arrêtés l'un au lien (a), l'autre au lien (c) du soutien ; tandis que ceux (oo) des angles inférieurs sont fixés l'un au lien (k), l'autre au lien (l) de la pièce (G²), et que les liens (qq) qui partent des replis (n) s'attachent l'un au lien (i), l'autre au lien (m) de ce même soutien.

N°. VII.

Bandage pour les plaies antérieures et latérales de l'Encolure.

Les quatre angles de ce bandage (1) (*plan-*

che xi), composé d'une pièce de toile carrée,
sont tronqués de manière qu'elle présente un
octogone à peu près régulier : le bord antérieur est échancré pour loger l'endroit du gosier : des deux pointes qui terminent cette
échancrure partent deux liens (aa) qui passent
au-dessus de la tubérosité de la mâchoire et
sous les oreilles, pour être fixés l'un à l'autre
par nœud sur le front : des angles les plus voisins de ces premiers partent deux liens (bb),
qui sont conduits sur le sommet de la crinière
et qui s'y nouent l'un à l'autre ; les deux liens
(cc), fournis par les angles suivans, se croisent en X sur le garrot pour se fixer, le droit
à l'anneau gauche (g) du surfaix (A) (*planche viii*), et le gauche à l'anneau droit ; enfin
les liens (dd) des deux derniers angles se portent à quelques-uns des anneaux (dd) de ce
même surfaix ou de ce même soutien.

N°. VIII.

Bandage du Garrot.

Ce bandage (K) (*planche xi*), composé
d'une pièce de toile en forme de carré long,
porte au milieu de chacun de ses bords antérieur et postérieur un repli (aa), qui en

diminue la longueur d'environ trois pouces (huit centimètres un millimètre), pour former une cavité propre à répondre à la saillie du garrot.

Les deux angles postérieurs de ce même bandage sont tronqués de deux ou trois doigts: il est muni de cinq liens, dont deux (bb) partent des angles antérieurs, deux (cc) des angles postérieurs et tronqués, et le cinquième (d) du repli pratiqué dans le milieu du bord postérieur.

Appliqué par le milieu sur le garrot, on porte les deux liens (bb) antérieurs de manière à les fixer au-devant du poitrail de l'animal, cette partie servant dès-lors de soutien.

Les deux liens postérieurs (cc) sont conduits sous la poitrine, et on les y arrête par nœuds et de côté, l'un étant plus long que l'autre.

Le cinquième lien (d), ou une courroie qui y suppléeroit, s'étendra le long de l'épine, et sera fixé à une croupière.

Si les deux liens antérieurs avoient trop de disposition à remonter, on pourroit les rendre stables par un sixième lien détaché de la pièce ou du bandage qui les attacheroit avec ceux qui passent sous la poitrine, c'est-à-dire, avec

les liens postérieurs, ce sixième lien passant
entre les jambes de devant de l'animal.

N°. IX.

Bandage du Poitrail.

Ce bandage (L) (*planche xi*) est formé
d'une pièce de toile d'une grandeur proportionnée ; la forme en est à peu près un carré,
du milieu d'un côté duquel sort un appendice
ou prolongement d'une largeur mesurée sur
la distance qui se trouve entre les avant-bras
du cheval d'un ars à l'autre ; ce bandage, en
cet endroit, ne pouvant être froissé et replié
comme il le seroit à son passage entre ces parties, s'il avoit la même largeur que sa portion
supérieure : on doit régler celle de cet appendice sur les proportions de l'animal.

Le bord supérieur de ce bandage sera refendu (a) pour, la fente entr'ouverte d'un
pouce et demi (quatre centimètres) ou environ, être recouverte d'une pièce de toile appliquée par couture, à l'effet de loger commodément le bas de l'encolure. A chacun des
deux bords latéraux et dans le milieu de leur
longueur seront des replis (bb), qui les rac-
courciront de deux pouces (cinq centimètres

quatre millimètres) chacun ; par ce moyen ils peuvent répondre à la convexité du poitrail. On observe six liens à ce bandage ; un (c) à chacun des angles supérieurs qui doivent se croiser en (X) sur le garrot, pour s'attacher, le droit à gauche et le gauche à droite, aux anneaux (g) du surfaix (A) (*planche VIII*), duquel on a supprimé le poitrail et le suspensoir ; deux autres liens partent des angles moyens, sont conduits sur le bras supérieurement au coude, et sont fixés à quelques-uns des anneaux (ee) de ce même surfaix ; enfin les derniers liens (ee), formant les liens inférieurs, se relèvent de dessous le sternum, remontent sur les côtés du thorax jusque sur le garrot, où ils sont fixés par nœud l'un à l'autre.

Nº. X.

Bandage pour la partie inférieure de la Poitrine.

Le bandage (M) (*planche XII*), dont il s'agit, est composé d'une pièce de toile carrée, tronquée légèrement dans ses angles postérieurs, et plus considérablement dans ses angles antérieurs : on observe un appendice ou prolongement triangulaire à son bord anté-

rieur, ce prolongement, dans l'application du
bandage, passant entre les avant-bras de l'a-
nimal : on compte à ce bandage sept liens ; le
lien (a), partant de la pointe de l'appendice,
va s'attacher à un des anneaux (d) du poitrail
(b) du surfaix (A) (*planche VIII*) : deux latéraux les plus voisins (b) de la base de l'appendice sont conduits de derrière le coude à
la naissance de l'encolure supérieurement,
pour y être fixés par nœud l'un à l'autre : les
liens suivans (c) remontent le long de la poitrine, et sont arrêtés sur le dos dès la descente
du garrot, pareillement l'un à l'autre : enfin
les deux derniers liens (d), partant du premier
angle résultant de la mutilation dont nous avons
parlé, remontent le long des flancs jusque sur
la croupe, pour être fixés aux anneaux (k)
du surfaix (A) (*planche VIII*).

S'il s'agissoit d'une plaie aux parties latérales
de la poitrine, le même bandage pourroit servir ; il ne seroit question que de lui donner
plus d'étendue.

Nº. XI.

Bandage pour les Parotides ou Avives.

Ce bandage (N) (*planche XII*), fait d'une
pièce de toile, a environ six pouces (seize cen-

timètres deux millimètres) de largeur, sur assez de longueur pour s'étendre d'une parotide à l'autre en passant sous la ganache. Ses bords antérieur et postérieur sont refendus (a b) dans leur milieu, au moins du tiers de sa largeur, an droit l'un de l'autre, pour, à l'aide de l'application d'une pièce ou d'une sorte de gousset fixé par conture, augmenter l'étendue du bord antérieur qui doit loger la ganache, d'environ trois pouces (huit centimètres un millimètre), et celle du bord postérieur qui doit loger le gosier, d'environ deux pouces (cinq centimètres quatre millimètres) seulement.

Des angles antérieurs (c) partent deux liens que l'on conduit sur le milieu du front pour y être attachés par nœud l'un à l'autre. Les deux autres angles (d) sont légèrement mutilés, et du milieu du pan qui en résulte s'élèvent des liens qui marchent jusque sur la partie postérieure de la nuque, où ils sont fixés et noués l'un à l'autre.

Nº. XII.

Bandage pour les Maladies des Glandes maxillaires et sublinguales.

Ce bandage (O) (*planche XII*) doit être composé d'une pièce de toile; elle a la forme

d'un triangle dont les deux côtés seroient
égaux, et auroient sur une base d'environ sept
pouces (dix-huit centimètres neuf millimètres)
dix-huit pouces (quarante-huit centimètres
sept millimètres) de longueur, si ce même
triangle n'eût été tronqué dans son sommet et
réduit à moitié. On observe à sa base une échancrure en demi-cercle, à l'effet de loger commodément le gosier.

Quatre liens principaux lui sont unis. Les
liens (aa), terminant les angles résultans du
bord échancré, cheminent le long des paro-
tides pour être fixés l'un à l'autre sur la nuque.
Les liens (c), partant du tiers inférieur du
bandage, et précisément du lieu où il répond
au masseter, marchent en droite ligne pour
être attachés l'un à l'autre à la partie antérieure des os du nez; et à ces mêmes liens
viennent s'unir par couture, à environ quatre
doigts de leur naissance, au point (d), des
brides partant des angles inférieurs (b), qui
assujettissent la partie inférieure du bandage
contre l'auge.

N°. XIII.

Bandage sur la Région de l'Omoplate.

Une grande pièce de toile, d'une figure à

peu près trapézoïde, forme ce bandage (P)
(*planche xii*).

On observe à la partie moyenne de son bord
antérieur un repli (a) d'environ trois pouces
(huit centimètres un millimètre) ; et il en est
un autre (b), d'environ un pouce et demi
(quatre centimètres), pratiqué au bord inférieur dans le lieu qui répond au-dessous de la
pointe du bras. De ces deux replis résulte une
espèce de cavité propre à recevoir cette même
pointe.

Ce bandage doit être appliqué dans un sens
oblique. Le côté supérieur (cc) de ce trapèze
a environ cinq pouces (treize centimètres cinq
millimètres) de longueur. Le côté antérieur
(c a d) fait angle droit avec ce premier côté. Le
repli (a) en interrompt la ligne droite et en
réduit la longueur à environ un pied et demi
(quarante-huit centimètres sept millimètres).
Le côté inférieur (d b e), coupé d'abord parallèlement au bord supérieur, et par conséquent d'équerre avec le côté antérieur, a son
angle mutilé de quelques doigts ; vient ensuite
le repli (b), et après ce repli un pan coupé de
sept à huit pouces (dix-huit centimètres neuf
millimètres à vingt-un centimètres) de longueur (e f), qui regagne le côté postérieur

(fg h c). Ce bandage a sept liens ; deux (cc)
aux angles du côté supérieur, un (d) à l'angle
inférieur du côté antérieur, un quatrième (e)
entre le troisième côté et le grand pan coupé ,
un cinquième (f) à l'angle formé par le pan
coupé et le commencement du côté postérieur,
un sixième (g) à quatre doigts plus haut ; enfin
un septième (h) à cinq pouces (treize centimètres cinq millimètres) au-dessus de celui-ci.

On place ce bandage de manière que ses angles supérieurs répondent à l'encolure à sa
sortie du garrot. On fixe les liens (cc) aux
liens (ef) dans ce même endroit ; le lien (f)
passant du côté malade en arrière du coude
sous le sternum et remontant le long de l'é-
paule opposée , et le lien (e) se propageant
entre les avant-bras pour suivre le trajet du
précédent. Le lien (d) est fixé à un des anneaux (d) du poitrail du surfaix (A) (*planche x111*) ; les liens (hg) sont fixés aux anneaux (ee) du même surfaix.

N°. XIV.

Bandage pour l'articulation même de l'Épaule.

Ce bandage (Q) (*planche xiii*) est formé
d'une pièce de toile à peu près carrée ; son

angle supérieur est tronqué de quelques doigts
(a c), son bord supérieur antérieur légèrement
échancré (a b) pour se prêter à la saillie de l'o-
moplate ; le bord (b d c) est raccourci d'environ trois pouces (huit centimètres un millimètre) par deux replis qui en divisent la longueur en trois parties à peu près égales ; le bord
(e f) est sur une ligne droite ; enfin au bord
(f c) est pratiqué un repli d'un travers de
doigt dans son milieu. De ces divers replis et
échancrure résulte une cavité suffisante pour
offrir un logement à la saillie du bras.

Six liens servent à fixer ce bandage, trois
antérieurs et trois postérieurs. Les liens (a b)
embrassent l'encolure et s'attachent l'un à
l'autre par nœud. Le lien (c) se porte directement à l'anneau (g) du surfaix (A) (*planche
viii*). Le lien (d) croise la partie inférieure
du poitrail, s'étend sur le bras du côté sain,
pour être ensuite fixé à un des anneaux (e) du
même surfaix. Le lien (e) passe sous l'ars et
chemine du côté malade au côté sain pour aller
s'attacher au même lien ; enfin le lien (f)
passe de dessus le coude du côté malade sous
le thorax, et est fixé comme le lien précédent.

Nº. XV.

Bandage pour le Coude.

Ce bandage (R) (*planche xiii*), composé d'une pièce de toile, est garni de différens replis tendant les uns et les autres à l'amener à une forme propre à se mouler sur celle de l'olécrane. La figure de cette pièce de toile se voit en (R¹); on peut y observer la fente (a b), pratiquée à dessein de ramener l'angle (b) qui en résulte en (c) à trois pouces et demi (neuf centimètres cinq millimètres) du lieu qu'il occupoit d'abord. Deux autres replis se trouvent placés en (d) et en (e) : ils sont d'environ demi-pouce (un centimètre quatre millimètres) chacun.

On place ce bandage de façon que le bord (e) est à la face interne du coude, le bord (d) à la face opposée. Cinq liens servent à le fixer; le lien (f) est conduit directement sur le garrot pour s'attacher par nœud avec le lien (i), qui doit avoir passé sous le thorax et remonté sur le côté opposé pour s'unir à l'autre; le lien (g) s'attache à quelqu'un des anneaux (d) du surfaix (A) (*planche viii*) au-devant du poitrail; le lien (h) est attaché de même à un anneau (d) de ce même poitrail, cet anneau étant plus

éloigné ; enfin le lien (k) suit la face interne
de l'avant-bras et de l'ars ; gagne l'épaule pour
s'attacher de même à un des anneaux (d) du
poitrail.

Nº. XVI.

Bandage pour le Dos.

Une pièce de toile, présentant un carré
long, forme ce bandage (S) (*planche xiii*).
Les deux angles postérieurs en sont tronqués
d'environ quatre doigts : ses bords antérieur et
postérieur sont, dans leur partie moyenne,
refendus pour être allongés, l'antérieur de trois
pouces (huit centimètres un millimètre), le
postérieur d'un pouce et demi (quatre centimètres) seulement, au moyen de deux pièces
appliquées par couture comme deux espèces
de gousset.

Six liens, un à chaque angle, sont adaptés
à ce bandage.

Les liens (aa), l'un devant être plus long
que l'autre pour passer sous le thorax, viennent se nouer sur l'un des côtés de cette partie.

Les liens (bb) passent près de l'ombilic et se
fixent également à l'un des côtés de l'animal.

Les liens (cc) se portent de devant en arrière,
celui du côté droit poursuivant ce trajet et

passant sous la queue, pour venir ensuite se fixer par nœud à celui du côté opposé.

N°. XVII.

Bandage des Reins et de la Croupe.

L'étendue de ce bandage (T) (*planche xiv*) est telle qu'il peut couvrir toute la croupe, et même une partie des reins. Les angles postérieurs en sont tronqués d'environ quatre pouces (dix centimètres huit millimètres). De cette mutilation résultent six bords dans la pièce, dont cinq sont à peu près égaux entre eux, l'antérieur ayant le double de leur longueur : on observe dans chacun des autres cinq bords un repli d'environ deux doigts, pour répondre à la convexité de la croupe. Six liens, trois de chaque côté, sont unis à ce bandage, et partent de chacun de ces angles.

Les liens (aa) cheminent sous le ventre, remontent le long des flancs, enfilent une anse (b), pratiquée de chaque côté à deux ou trois doigts de leur angle, pour être fixés l'un à l'autre sur les lombes.

Les liens (dd) croisent la fesse dans le milieu de sa saillie, gagnent la face interne des cuisses, et remontent le long du grasset et de la face externe de la cuisse aux liens (cc), auxquels ils s'unissent par nœuds.

N°. XVIII.

Bandage pour la Fesse.

Une pièce de toile, une fois et demie aussi longue qu'elle est large, compose ce bandage (U) (*planche xiv*) : il faut en considérer les bords ; le supérieur (b) oblique, l'antérieur (fd) aussi oblique, l'inférieur (dee) ; enfin le postérieur (ea) : la longueur de l'antérieur oblique est diminuée de trois pouces (huit centimètres un millimètre) par un repli pratiqué dans son milieu, et celle de l'inférieur de quatre pouces (dix centimètres huit millimètres) au moyen de deux autres replis ; mais elle est restituée par une pièce triangulaire ajoutée, ces replis n'ayant point eu son abréviation pour objet, et n'ayant été faits que pour ménager une concavité nécessaire à la réception de la fesse.

Le bord postérieur présente trois liens courts (aaa), pour être attachés à une des branches du culeron de la croupière ; le bord supérieur en a un (b) avoisinant le premier des liens (a), il suit le trajet de la croupière et va s'attacher à l'anneau (h) du surfaix (A) (*planche viii*) ;

le bord inférieur en a trois, dont (d et c) embrassent la jambe, (c) faisant le double du chemin pour se croiser avec (d) sur la face latérale externe de cette partie, et de là remonter en suivant les flancs jusqu'aux anneaux (b) du surfaix (A), tandis que (d) se porte directement au culeron de la croupière; le troisième lien (e) passe au long de la face interne de la cuisse, et s'élève le long des flancs pour être fixé à la croupière. A l'égard de l'angle supérieur du bord antérieur oblique, il porte un lien court (f) qui se fixe au lien (c), le saisissant au milieu de son trajet.

N°. XIX.

Bandage pour le dessous du Ventre.

Ce bandage (X) (*planche xiv*) est formé d'une pièce de toile présentant un carré long, sa longueur étant deux fois sa largeur. Dans le milieu de chacun des grands côtés est un repli, celui du côté antérieur n'est que d'un travers de doigt, tandis que celui du côté postérieur est de plus d'un pouce (deux centimètres sept millimètres); l'un et l'autre favorisent le logement de la convexité du ventre. Chaque petit côté porte trois liens, un à chaque

angle et un dans son milieu dans la direction
de la figure de la pièce ; on l'applique sous
l'abdomen : on fixe d'abord les liens (bb) l'un
à l'autre après les avoir conduits sur le dos ;
les deux liens (aa) se portent de chaque côté ,
gagnent le garrot pour se fixer l'un à l'autre.
Si ces liens étoient disposés à glisser et à descendre sur le dos, il seroit facile de les contraindre au moyen d'un septième lien que l'on feroit partir à environ cinq pouces (treize centimètres cinq millimètres) de la naissance de
ceux-ci ; il passeroit devant le poitrail et iroit
se fixer au lien du côté opposé , à peu près à
la même hauteur d'où il seroit parti.

Enfin les liens (cc) remontent sur les reins
où ils sont fixés l'un à l'autre.

N°. XX.

Bandage pour les Maladies des Bourses.

Ce bandage (Y) (*planche* x v) , fait d'une
pièce de toile , imite par sa forme un triangle
allongé , tronqué dans son sommet : on y re-
marque quatre liens ; deux (aa) attachés aux
angles de la base dans la direction de cette même
base , et deux autres (bb) attachés à la partie

tronquée près des angles et dans la direction de l'axe du triangle.

Cette pièce est placée de manière à être contentive de l'appareil appliqué sur les bourses ; on conduit les deux liens (aa) jusque sur les reins pour les fixer par nœud l'un à l'autre ; les deux liens (bb) passent dans l'intervalle des fesses, se croisent au-dessus de la queue et se propagent sur la partie supérieure de la croupe, à l'effet d'atteindre les liens (aa), avec lesquels ils s'unissent et se fixent par nœuds.

N°. XXI.

Bandage pour la Fistule à l'Anus.

Ce bandage (Z) (*planche xv*) est une espèce de fronde à quatre chefs, c'est-à-dire un morceau de toile long et refendu en deux branches à chaque extrémité, l'enfourchure des inférieures étant plus aiguë que celle des supérieures qui doivent embrasser le tronçon de la queue, tandis que les autres ne contiennent que le principe du scrotum.

On adapte un lien à chaque division ou à chaque chef.

Le bandage appliqué de façon que son milieu recouvre l'anus, on conduit d'abord les liens (bb) de dessous l'abdomen sur les lombes, où ils sont fixés l'un à l'autre ; ensuite on prend les liens (aa) que l'on arrête par nœuds aux premiers liens (bb).

N°. XXII.

Bandage pour les Hernies ombilicales.

Ce bandage (&) (*planche x v*) est de cuir ; sa forme est un carré long légèrement échancré dans un de ses grands côtés, pour éviter de gêner le fourreau, tandis que le côté opposé offre une saillie dans son milieu qui répond à la partie antérieure de l'abdomen.

Chacun de ses petits côtés porte trois courroies (aaa) (bbb) également espacées, et laissant autant de vide entre elles qu'elles ont de largeur ; ses courroies sont tirées du même cuir dans la direction des grands côtés ; les courroies (aaa), d'environ un pied (trois décimètres vingt-cinq millimètres) de longueur, portent les boucles et ceignent le corps du côté gauche, les courroies (bbb) ayant assez de longueur pour passer sur le dos de l'animal et venir se boucler aux premières ; une septième courroie (c) est bredie à angle droit au milieu du côté antérieur de ce bandage. Cette courroie, de la même largeur que les autres, a dans son milieu une boucle à ardillon avec un passant pour, son extrémité percée de différens trous, être reçue dans cette boucle après avoir passé entre le ventre et le surfaix ; c'est ainsi qu'elle peut empêcher le bandage de glisser en arrière.

La face interne de ce même bandage, formé d'une peau de mouton passée à l'huile, doit s'appliquer par son milieu contre le ventre de l'animal : ce milieu sous cette même peau est armé d'une plaque de fer d'environ cinq pouces (treize centimètres cinq millimètres) de diamètre, convexe de trois ou quatre lignes (sept ou neuf millimètres), laquelle est appliquée sur la face externe au moyen d'un cuir qui la recouvre, et qui, dans toute sa circonférence, est cousu à cette même face. On comprend que la convexité, portant contre l'ombilic, repousse et maintient l'intestin.

N°. XXIII.

Bandage pour les plaies du Grasset.

La forme de ce bandage (Æ) (*planche XVI*) est un triangle dont la base seroit à peu près quatre fois la hauteur, les deux côtés étant égaux etégalementraccourcisd'unpouce(deux centimètres sept millimètres) par un repli pratiqué à chacun d'eux. De chacun des angles part un lien (a b c), dont deux (b c) dans la direction de la base, et (a) partant du sommet et dans la direction de la hauteur. (a) s'élève sur la croupe, et s'attache à la naissance de la croupière. (b) gagne la face interne de la cuisse, et remonte jusqu'à la hauteur du culeron où arrive le lien (c), après avoir fait le même trajet en sens contraire pour sortir supérieurement à la rotule, saisir en passant le lien (a), et s'attacher au culeron lorsqu'il a fourni au lien (b) le point d'appui qui lui étoit nécessaire.

Nº. XXIV.

Bandage pour l'Avant-Bras.

Ce bandage (OE) (*planche xvi*) est formé d'une pièce de toile. On doit en remarquer les côtés : le supérieur (a b), de dix-huit à vingt pouces (quarante-huit centimètres sept millimètres à cinquante - trois centimètres cinq millimètres) de longueur, est échancré de trois pouces (huit centimètres un millimètre) de profondeur dans toute cette longueur ; les côtés droit et gauche, longs d'environ un pied (trois

décimètres vingt-cinq millimètres), sont droits
en eux-mêmes, mais obliques, et se rapprochent dans leur extrémité inférieure au point
que le côté inférieur (cd) n'a que dix pouces
(vingt-sept centimètres) de longueur : toutes
ces mesures, au surplus, n'étant exprimées ici
que pour indiquer à peu près les proportions
du bandage. Des angles (ab) partent deux liens
qui, après s'être croisés à la partie inférieure
et externe du bras, montent, l'un antérieurement et l'autre postérieurement, pour venir
s'attacher à quelques-uns des anneaux (dd)
du surfaix (A) (*planche VIII*).

Du reste, on applique ce bandage de façon
que l'échancrure embrasse le pli de l'articu-
lation, et que les côtés droit et gauche se réunissent au milieu de la face externe de l'avant-
bras, et y sont rapprochés l'un de l'autre par
cinq cordons partant de chacun de ces côtés,
et noués les uns aux autres.

Nº. XXV.

Bandage pour le Genou.

Ce bandage (J) (*planche XVI*) est tiré
d'une pièce de toile carrée, dont le côté supérieur est allongé de deux pouces et plus (cinq

centimètres quatre millimètres) par deux fentes recouvertes de pièces appliquées par couture ; la première de ces fentes (a) descendant parallèlement au côté le plus voisin jusqu'aux deux tiers de la hauteur du bandage , à la distance de trois pouces (huit centimètres un millimètre); la seconde (b) faite à trois pouces (huit centimètres un millimètre) de distance de la première , ne descendant que de trois pouces (huit centimètres un millimètre) seulement ; il en est encore une troisième (c) pratiquée au milieu de la pièce , elle est d'environ un pouce et demi (quatre centimètres) de largeur sur trois (huit centimètres un millimètre) de hauteur. L'angle le plus voisin de la fente (a) est tronqué de deux ou trois doigts : le bord latéral répondant à cette mutilation est lui-même tronqué d'un pouce et demi (quatre centimètres) mesuré sur le côté inférieur , et de six pouces (seize centimètres deux millimètres) mesuré sur lui-même : le côté opposé est aussi tronqué de la même manière , de telle sorte que le côté inférieur se trouve réduit à sept pouces (dix-huit centimètres neuf millimètres).

Chaque bord latéral porte cinq liens répondant l'un à l'autre , au moyen desquels le ban-

dage appliqué sur le genou comprime de toutes
parts cette partie , la fente (a) répondant aux
éminences internes du genou, celle (b) à l'é-
minence mitoyenne de la partie inférieure du
cubitus , et celle du centre (c) logeant la saillie
antérieure du genou.

Au surplus , de la fente (b) s'élève un lien
qui se bifurque au poitrail , embrasse l'encolure et va se fixer au garrot.

N°. XXVI.

Bandage pour la Jambe postérieure.

La figure du bandage dont il s'agit (V)
(*planche XVII*) est trapézoïde , et se voit en
(V¹). Le côté supérieur (a b) a environ deux
pieds trois pouces (soixante – treize centimètres) de longueur. A six pouces (seize centimètres deux millimètres) de (a) est une
fente oblique (c) , de cinq pouces (treize centimètres cinq millimètres) de profondeur. A
huit pouces (vingt-un centimètres) plus loin
est une autre fente (d) plus profonde d'un pouce
(deux centimètres sept millimètres). Les côtés
(a e) et (bf) , de dix-huit pouces (quarante-
huit centimètres sept millimètres) à peu près
de longueur , présentent aussi chacun une

fente ; la fente (g) de (a e) est à neuf pouces
(vingt-quatre centimètres sept millimètres) de
distance de (a), et à six pouces (seize centimètres deux millimètres) de profondeur. La
fente (h) de (b f), pratiquée à un pied (trois
décimètres vingt-cinq millimètres) de (b), a
environ quatre pieds (un mètre trois décimètres) ; enfin le côté (e f) en a une (i) dans son
milieu, profonde d'environ quatre pouces (dix
centimètres huit millimètres).

La fente (c) est garnie d'une pièce qui la
maintient à quatre pouces (dix centimètres
huit millimètres) de l'ouverture, mesurée sur
le bord ; il en est de même de la fente (d) et de
la fente (i), si ce n'est que cette dernière est
ouverte de cinq pouces (treize centimètres cinq
millimètres), mesurée pareillement. La fente
(g) favorise un repli qui diminue la longueur
du bord d'environ trois pouces (huit centimètres un millimètre), et la fente (h) en facilite
un autre qui raccourcit le bord (b f) d'un pouce
et demi (quatre centimètres) seulement.

La fente (d) loge le grasset, la fente (i) la
partie antérieure du jarret, la fente (c) la
saillie du gros abducteur de la jambe.

Il est à ce bandage quatre principaux liens
placés dans son bord supérieur, et quatre au-

tres petits liens à chacun de ses bords latéraux ; le lien (d) chemine le long des flancs , et
remonte pour s'attacher à la naissance de la
croupière ; le lien (c) monte de dedans en dehors , son trajet ayant ensuite lieu le long de la
face interne de la fesse jusqu'au culeron où
on le fixe. Les liens (a b) se croisent à la partie
postérieure de la coupure de la fesse, de manière que (a) , venant de la face interne , se
porte sur la face externe pour être fixé aux anneaux (h) du surfaix (A) (*planche v i i i*). A
l'égard du lien (b) , il fait le chemin opposé de
l'autre , et vient s'attacher au culeron comme
le lien (c). Quant aux quatre petits liens placés
à chacun des bords latéraux , ceux du bord
(a e) sont cousus près de ce même bord, et ceux
du bord opposé sont fixés au corps du bandage
à quatre doigts de leur propre bord ; ils s'u-
nissent par nœud chacun à son correspondant,
et serrent ce même bandage plus ou moins
fortement , selon le besoin et la volonté.

Souvent on profite encore de ce bandage
pour servir uniquement de soutien au bandage XXVII , et alors on ajoute les liens (k k),
(l l) ; les deux premiers à cinq pouces (treize
centimètres cinq millimètres) au-dessus du bord
inférieur , et à trois pouces (huit centimètres

un millimètre) du bord latéral; et les deux autres, à trois pouces (huit centimètres un millimètre) de l'un et de l'autre de ces bords.

N°. XXVII.

Bandage du Jarret et du Canon postérieur.

Ce bandage (W) (*planche xvii*) est formé d'une pièce de toile, dont l'étendue est celle qui se trouve entre le haut du jarret et le milieu du boulet de l'animal. Supérieurement elle est entr'ouverte de quatre pouces (dix centimètres huit millimètres) de profondeur sur autant de largeur, mesuré sur le bord (ab) qui, dans son principe, avoit quatorze pouces (trente-huit centimètres) de longueur, le bord inférieur (cd) n'ayant que huit ou neuf pouces (vingt-un centimètres ou vingt-quatre centimètres sept millimètres), tandis que les latéraux, aussi dans leur principe, décrivoient une ligne droite. Chacun de ces bords latéraux porte un repli (e) qui le raccourcit d'un pouce et demi (quatre centimètres). L'inférieur (cd) est allongé d'environ deux pouces (cinq centimètres quatre millimètres) par une pièce appliquée sur une fente (f) pratiquée dans son milieu.

Le bord (a b) est garni de quatre liens qui sont dans une direction de bas en haut. Les liens (a b) partent des angles extrêmes de ce bord, les liens (g h) des angles résultans de l'entr'ouverture. Les uns et les autres sont les suspenseurs de ce bandage, les liens (h g) se nouant aux liens (11) du bandage précédent (V), et les liens (a b) se fixant aussi par nœuds aux liens (k k) de ce même bandage (V). Entre (e c) se trouvent cinq petits liens également espacés, de même qu'entre (e d) ; ces liens s'attachent chacun à leur correspondant, pour serrer le bandage d'une manière convenable. Au surplus, on conçoit que l'entr'ouverture facilite le passage du jarret, que les replis (e e) donnent lieu à une concavité propre à en loger les saillies latérales ; et que le gousset (f) est nécessaire pour faire place à la partie postérieure du boulet.

N°. XXVIII.

Ferremens pour les Fractures des Os du Nez.

Ce ferrement (*A*) (*planche XVIII*) est composé de deux lames de quinze lignes (trente-quatre millimètres) de largeur sur une ligne et

demie (trois millimètres) d'épaisseur , plus
fortes à leur extrémité supérieure et dans les en-
droits destinés à leur servir de point d'appui et
de point de compression; elles s'étendent depuis
environ un pouce (deux centimètres sept millimètres) au-dessus de la commissure des lè-
vres , jusqu'à cinq pouces (treize centimètres
cinq millimètres) au-dessus de la tête ; elles sont
fidèlement contournées sur les parties qu'elles
doivent couvrir. Une espèce d'anneau carré ,
formé de dehors en dedans , termine leur extrémité supérieure , et l'application de ces anneaux l'un contre l'autre leur procure un point
d'appui réciproque , tandis que le boulon (a) a
quatre pouces et demi (douze centimètres deux
millimètres) au-dessous de cette même extrémité , les comprime de dehors en dedans , l'un
par sa tête , l'autre par son écrou. Pour cet
effet , chaque bande est coudée sur plat en
dedans , et percée , l'une d'un trou carré pour
recevoir la partie carrée de la tige du boulon ,
et l'autre d'un trou rond pour en recevoir la
partie filetée , au moyen de laquelle l'écrou
(b) opère le resserrement. Le plus inférieur
des coudes appuie directement sur la nuque.
Les extrémités inférieures de ces lames sont
retournées en ourlet (c). Il est onze trous à

chacune de ces branches, dont six au long de
la rive antérieure depuis l'ourlet (c) jusqu'à
un quart de la longueur totale, quatre au
long de cette même rive après quatre pouces
(dix centimètres huit millimètres) d'intervalle,
et un seul au long de la rive postérieure,
vis-à-vis le milieu des quatre derniers dont
nous venons de parler. Les uns et les autres
sont égaux, ayant trois lignes (sept millimètres) de largeur et six lignes (quatorze millimètres) de longueur ; ils sont espacés aussi
de six lignes (quatorze millimètres). Ils offrent
un passage à des liens qui correspondent très-
exactement entre eux. Les antérieurs d'un
côté se fixent avec les antérieurs de l'autre,
les uns sur le front pour contenir le ferrement
de concert avec les liens venant de chaque trou
postérieur s'attacher sous la ganache, et les
autres sur le chanfrein pour contenir l'appareil placé sur la fracture.

N°. **XXIX.**

Ferrement pour les Fractures du Boulet
et de la Couronne, ainsi que pour les
Luxations de ces parties.

Ce ferrement (*B*) (*planche xviii*), dont
on voit la figure de face en (*B'*), postérieure-

ment en (*B*²), latéralement en (*B*³), et par-
dessous en (*B*₄) et en place en (*B*⁵) (*planche
xix*), consiste en une bande de fer de cinq
lignes (onze millimètres) d'épaisseur sur un
pouce (deux centimètres sept millimètres) de
largeur : sa partie supérieure présente deux
oreilles (a), lesquelles embrassent le canon
au-dessous du genou, ces oreilles étant percées chacune d'un trou propre au passage d'une
courroie destinée à fixer la pièce en cet endroit.
A quatre pouces (dix centimètres huit millimètres) plus bas sont deux anneaux (b) oblongs,
unis par le moyen d'une chape commune dont
la longueur égale la largeur de la bande, et
qui y est fixée à l'aide d'un ou de deux rivets,
ces anneaux servant au passage d'une courroie
(c) (*B*⁵) (*planche xix*), qui se fixe sur le
canon. A environ quatre pouces (dix centimètres huit millimètres) au-dessous de la chape
en (d) est pratiqué un premier coude pour
suivre le contour du boulet, et en (e) un second coude pour suivre celui du paturon. De
ce dernier coude la pièce se prolonge en ligne,
à peu de chose près, parallèle à celle de la
première partie de la tige, et elle est en cet
endroit, et dans sa partie postérieure, munie
de deux anneaux (f), semblables à ceux que

nous avons décrits. Des angles de ce prolongement partent les deux oreilles (gg) percées comme les premières et situées de manière qu'elles embrassent les deux talons de l'animal, tandis que du milieu de ce même prolongement part le jambage d'un T (h), dont la tête coudée et relevée contient les quartiers du pied qui porte à plat sur toute cette partie; ce ferrement peut être d'usage pour les canons postérieurs.

N°. XXX.

Ferrement pour les Fractures du Canon, du Genou, du Cubitus et du Coude, ainsi que pour les Luxations de ces parties.

La figure de ce ferrement (D) (*planche* x 1 x) se voit antérieurement en (D 1), postérieurement en (D2), latéralement en (D3), par-dessous en (D4), en place en (D5). On voit de plus en (D6) intérieurement la partie supérieure, et enfin en (D7) l'extérieur et l'intérieur de cette même partie. Il est une répétition du précédent dans toute sa partie inférieure : il en diffère par le prolongement de la tige qui, postérieurement, s'élève jusqu'à l'origine de l'avant-bras ; par une courbure sur plat et en arrière au droit de l'os crochu qu'elle reçoit ; par la grandeur et la forme des oreilles, dont l'interne (a) a six pouces (seize centimètres deux millimètres) de longueur, deux pouces et demi (six centimètres sept millimètres) environ de largeur, son extrémité antérieure étant percée d'un trou propre à livrer passage à une courroie, et son milieu d'un autre trou formant l'écrou d'une vis semblable à celle cotée (b), représentée en grand. Cette vis est rivée en (c) à une plaque de tôle pareille, à la grandeur près, à celle qu'on voit en (D^1), (D^6), (D^7), à la face interne de la grande oreille, et qui, vu sa grandeur, est soutenue par deux vis. Cette grande oreille a sept pouces et demi (deux décimètres trois millimètres) de longueur, mesurée comme la petite du milieu de la tige, et quatre pouces (dix centimètres huit millimètres) de largeur. Son extrémité antérieure est percée de deux trous placés l'un sur l'autre par où passent deux courroies qui, avec celle qui part de la petite oreille, servent à fixer ce ferrement à la partie supérieure de l'avant-bras. Il faut observer que le bord supérieur de la petite oreille est, à peu de chose près, de niveau avec le bord inférieur de la grande. L'usage de leurs plaques se borne à maintenir par une compression plus ou moins forte l'appareil placé sur la partie malade.

N°. XXXI.

Ferrement pour les Fractures du Tibia, du Canon, et pour les Luxations du Grasset et du Jarret.

Ce ferrement (C) (*planche xx*) est une répétition des deux précédens, appropriée néanmoins aux jambes postérieures, sa tige étant pliée de manière à suivre le contour antérieur de ces mêmes jambes. Les oreilles supérieures sont semblables l'une à l'autre, à même hauteur, percées également chacune de trois trous à courroies, dont deux au long de leurs bords montans, et un au long du bord supérieur. Les oreilles destinées à embrasser le jarret sont ou immobiles ou mobiles par charnière. Dans le premier cas, elles sont munies dans leur centre d'une vis et d'une plaque, comme dans le bandage précédent : elles sont percées de trois trous à courroies, dont un au long du bord montant, et les deux autres au long des bords supérieur et inférieur ; l'extrémité inférieure est semblable à celle des fer-

remens Nos. XXIX et XXX. Quelquefois à
cette extrémité des uns et des autres, indifféremment, on substitue au T un fer ordinaire,
à cela près qu'il est prolongé en pince pour
être percé en cet endroit de trous formant
écrou. Les anneaux qu'on y distingue sont
semblables à ceux du ferrement (B). Il est deux
chapes doubles dans la longueur du tibia, et
une seulement dans la longueur du canon.

Nᵒ. XXXII.

*Ferrement pour contenir les Épaules
d'un Cheval qui a souffert une entre-
ouverture.*

Ce ferrement (E) (*planche xxi*) est composé d'une bande de fer (a) Eᵇᵃ¹ pliée sur plat
en conformité du contour que présentent les
épaules de l'animal, quand on le considère de
face : elle forme une sorte d'arçon dont les
deux mamelles sont largement épanouies à
leurs extrémités, non en platine pleine, mais
en platine évidée et réduite à une sorte d'anneau plat (b b b), dans la vue d'éviter un poids
inutile. Cet anneau est ovalaire dans sa forme ;
son grand axe tend de l'avant à l'arrière et fait
angle droit avec les mamelles ou les branches

qu'il termine ; son centre répond à l'emmanchement de l'épaule avec le bras ; cette sorte d'arçon a environ quinze lignes (trente-quatre millimètres) de largeur sur trois lignes (sept millimètres) d'épaisseur dans toutes ses parties, excepté dans celle qui en forme l'enfourchure (c), qui doit reposer sur le garrot, et qui, sans qu'il en ait rien coûté à son épaisseur, est élargie de quelques lignes (quelques millimètres) antérieurement en (e) $E^{2\,3\cdot 4}$ et de quelques pouces (quelques centimètres) postérieurement en (d), à l'effet d'étendre le point d'appui de ce ferrement sur cette partie sensible, et par ce moyen de le lui rendre moins onéreux : cette pièce seroit facile à entr'ouvrir si elle ne se défendoit que par son épaisseur particulière ; la véritable source de sa résistance est une autre bande de fer (e) $E^{2\,3}$ de trois lignes (sept millimètres) d'épaisseur seulement comme la première, dont même la plus grande largeur qui recouvre l'enfourchure est réduite à neuf lignes (vingt millimètres), mais qui est assemblée de champ sur cette première par les cinq tenons (f), à l'aide desquels elle la traverse par des trous ajustés tels qu'on en voit deux (g) E^3 et (g) E^4, où le haut de l'enfourchure est représenté nu et en grand ; ces te-

nons, au surplus, sont rivés intérieurement.
Sur le haut et près de la rive postérieure de
l'arcade, est un pont implanté et fixé par rivure
(h) $E^{3.4}$ propre à donner passage à une courroie de seize à dix-huit lignes (trente-six à qua-
rante-un millimètres) de largeur, sa direction
concourant avec celle de la rive.

Les deux grands anneaux plats (b) portent chacun quatre trous taraudés pour recevoir quatre vis semblables à celles qu'on voit
en (i) distinctement et en grande proportion ;
chacune de ces vis a un anneau pour qu'on
puisse les tourner avec facilité, et se trouve
filetée dans la longueur d'un pouce ou quinze
lignes (vingt - sept ou trente - quatre millimètres), à partir de l'anneau même ; vient
ensuite un carré d'une ligne (deux millimètres) de largeur, ayant de côté tout ce que
peut fournir le corps de la vis réduit à cette
forme, filet supprimé ; le reste de la tige est
cylindrique sur le diamètre du carré précédent ; ces vis, par leurs parties filetées, traversent les anneaux (b) dans les écrous qu'ils
leur présentent ; elles reçoivent par leur partie
carrée un embase postiche, et elles traversent
par leur partie cylindrique la platine de tôle
(k) par des trous ronds, pour être rivés sur la

face intérieure de cette platine, sans perdre
la liberté de tourner sur leur axe : or, chaque
branche de ce ferrement a sa platine (k) em-
boutie sur la forme extérieure de l'épaule du
cheval à traiter, et présente des concavités
convenables aux saillies de cette partie. L'anneau qui s'applique sur cette platine la touche
par tous les points de sa propre surface interne, tant que les vis sont entièrement re-
tirées ; mais si on les fait tourner, elles pous-
sent la platine contre l'épaule ; par ce moyen,
cette même épaule est comprimée au point où
on le juge nécessaire, et ce même point de
compression subsiste jusqu'à un nouveau pansement.

TABLE DES MATIÈRES

CONTENUES

DANS CE VOLUME.

FIN.

AVIS AU RELIEUR.

Les six premières Planches doivent suivre la Description des deux Travails, et être mises après la page 100.

Les quinze autres Planches doivent être placées à la fin des Bandages en particulier, c'est-à-dire, à la fin de l'Ouvrage, après la Table des Matières.

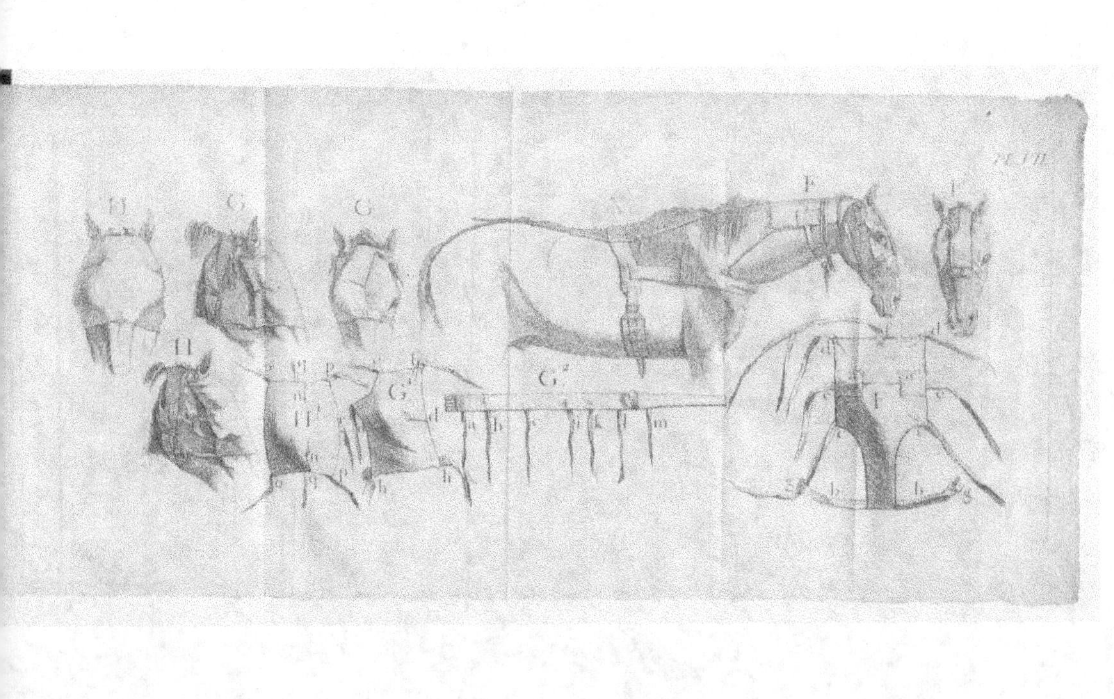

PL.VII.

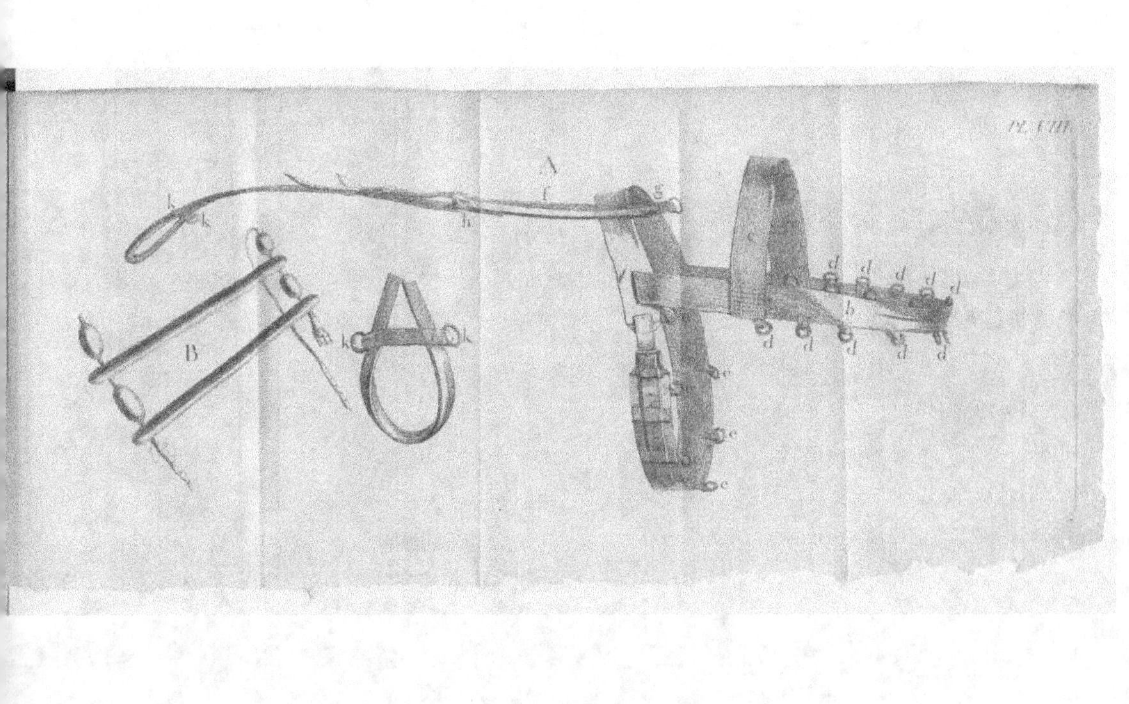
Pl. VIII
A
B
k
k
b
c
d
e
f
g
h

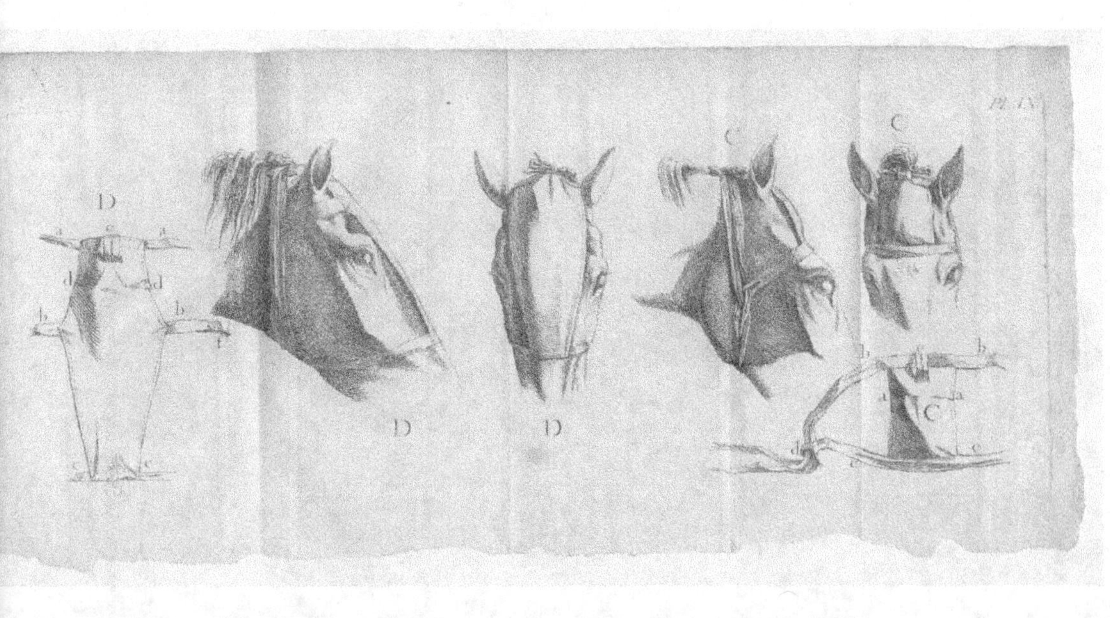

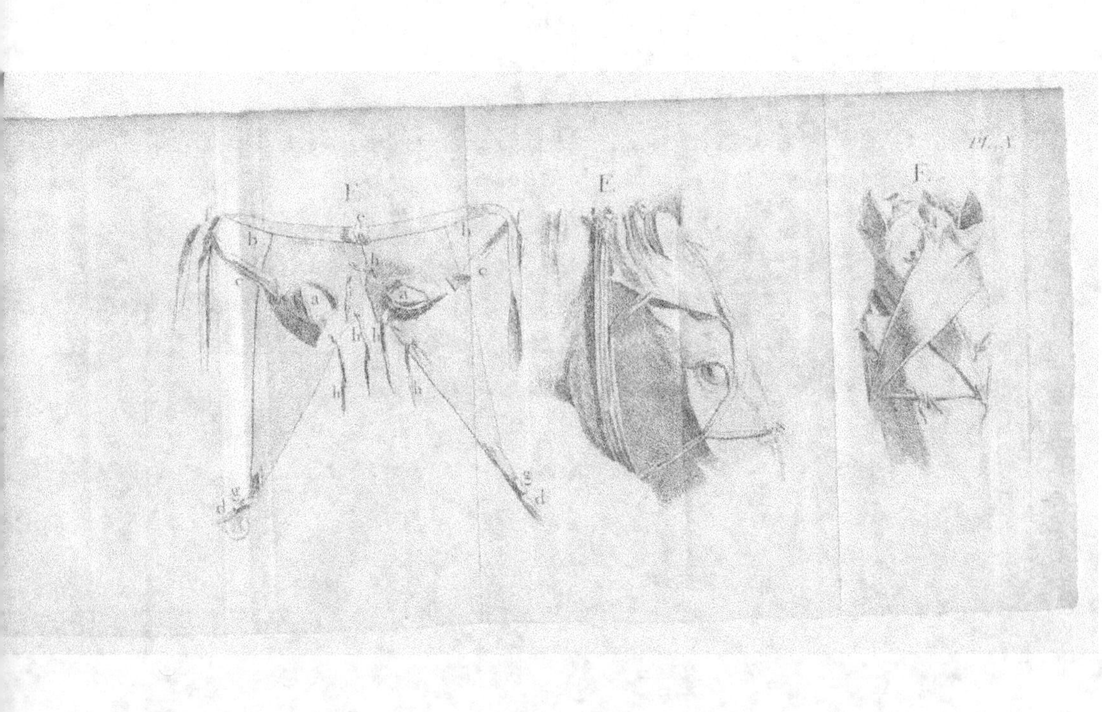
Pl. X

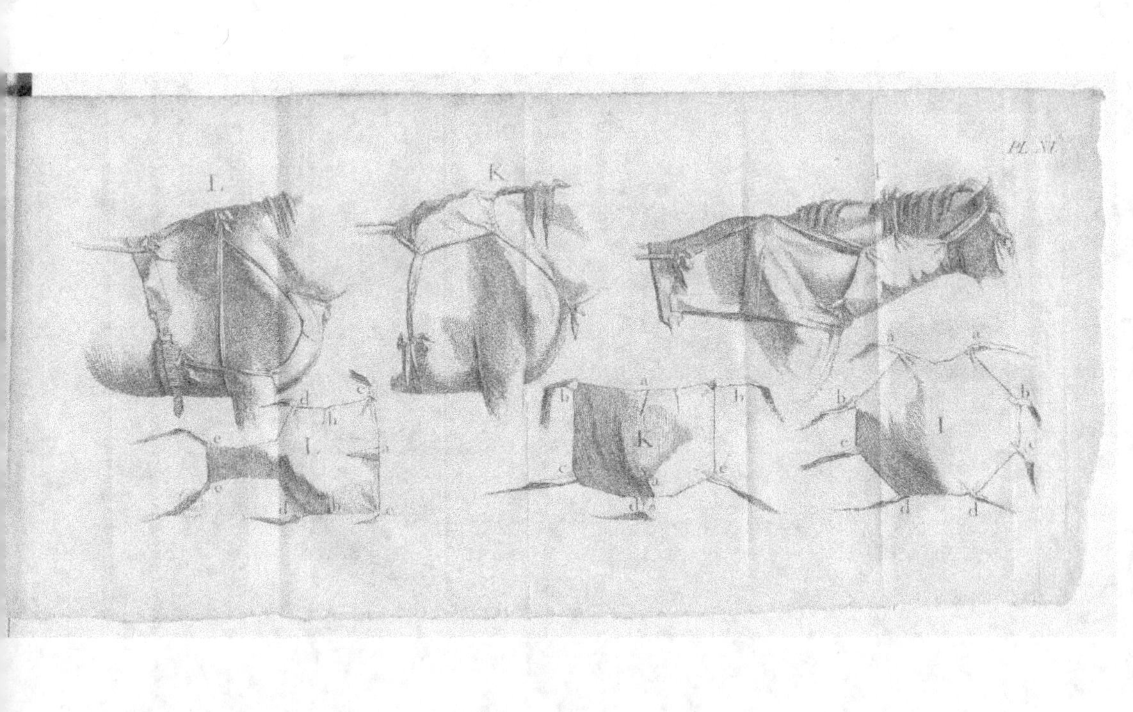
L.
K.
I.

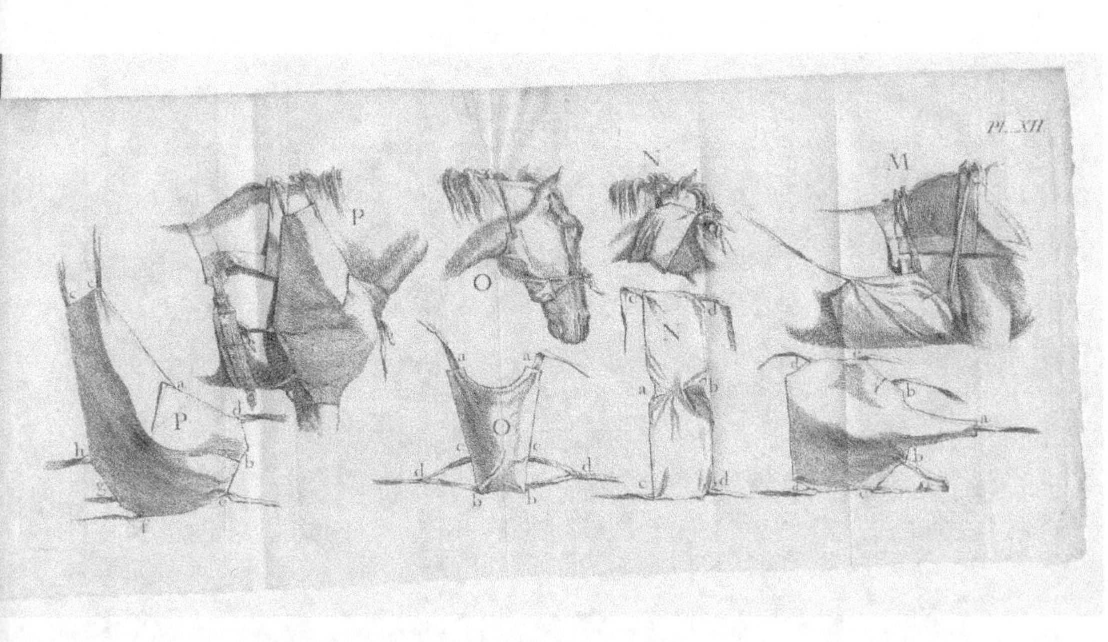
Pl. XII

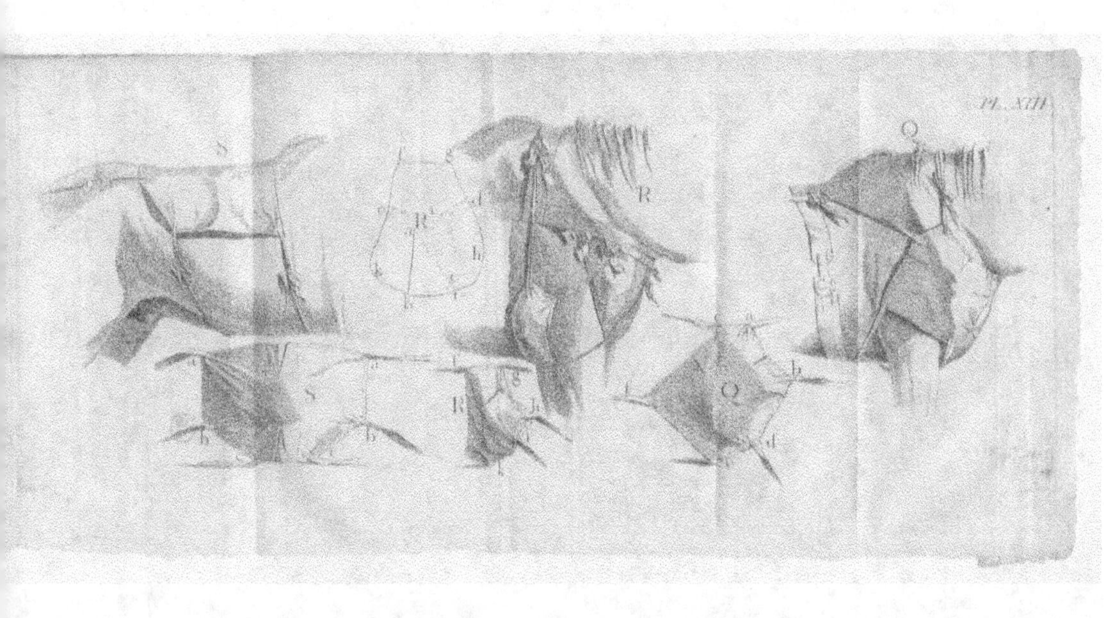

PL. XIII.

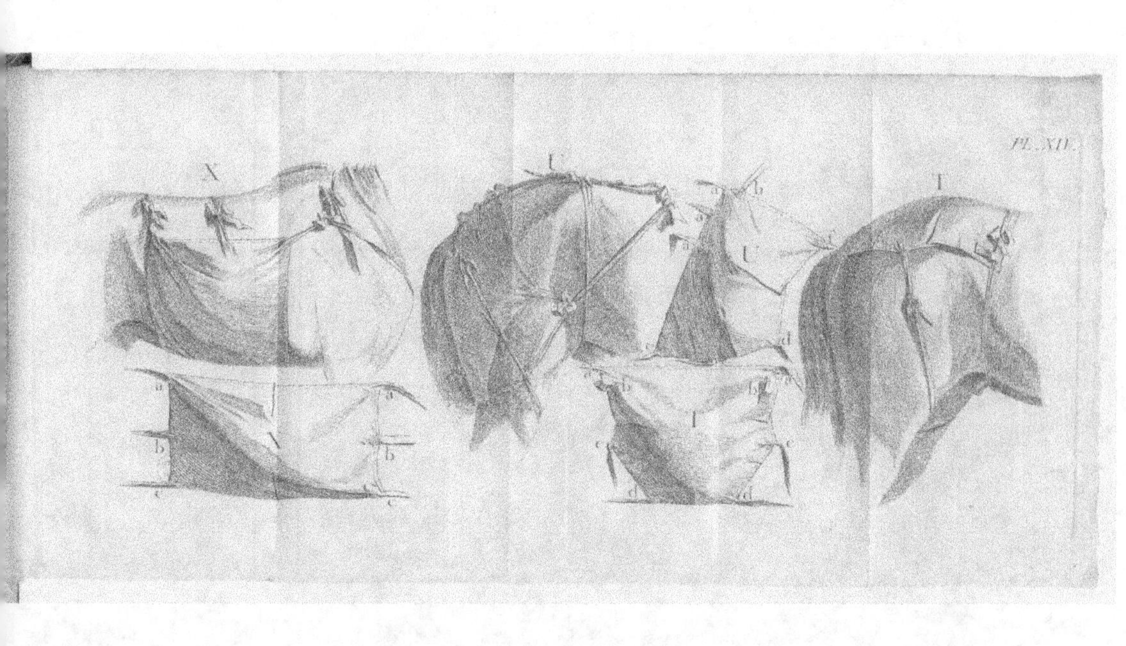

Pl. XIV.

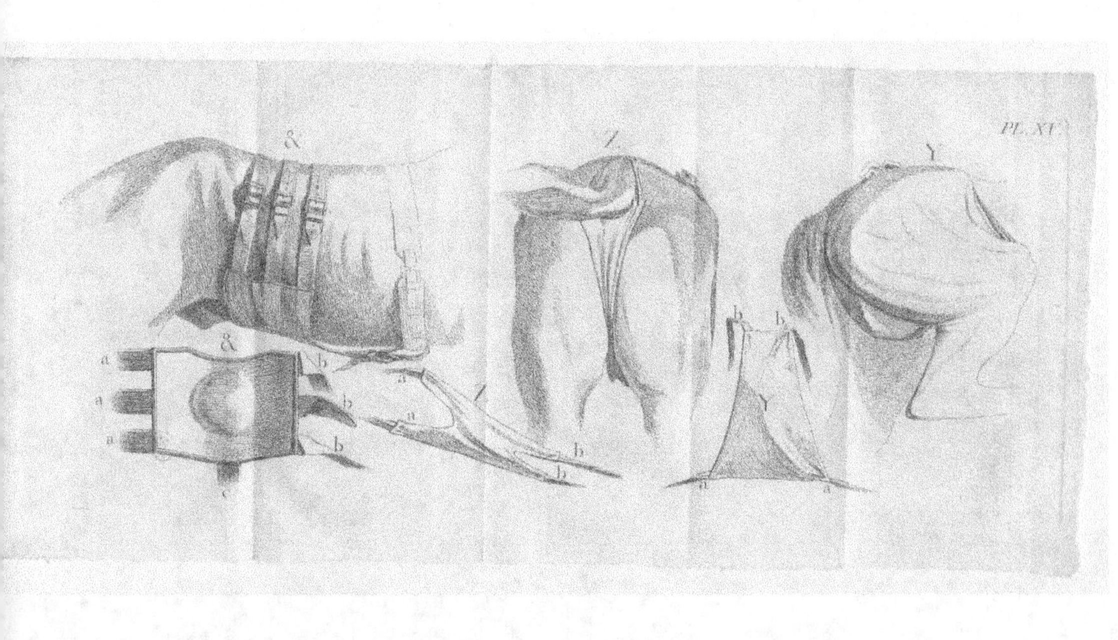

PL. XI
&
Z
Y

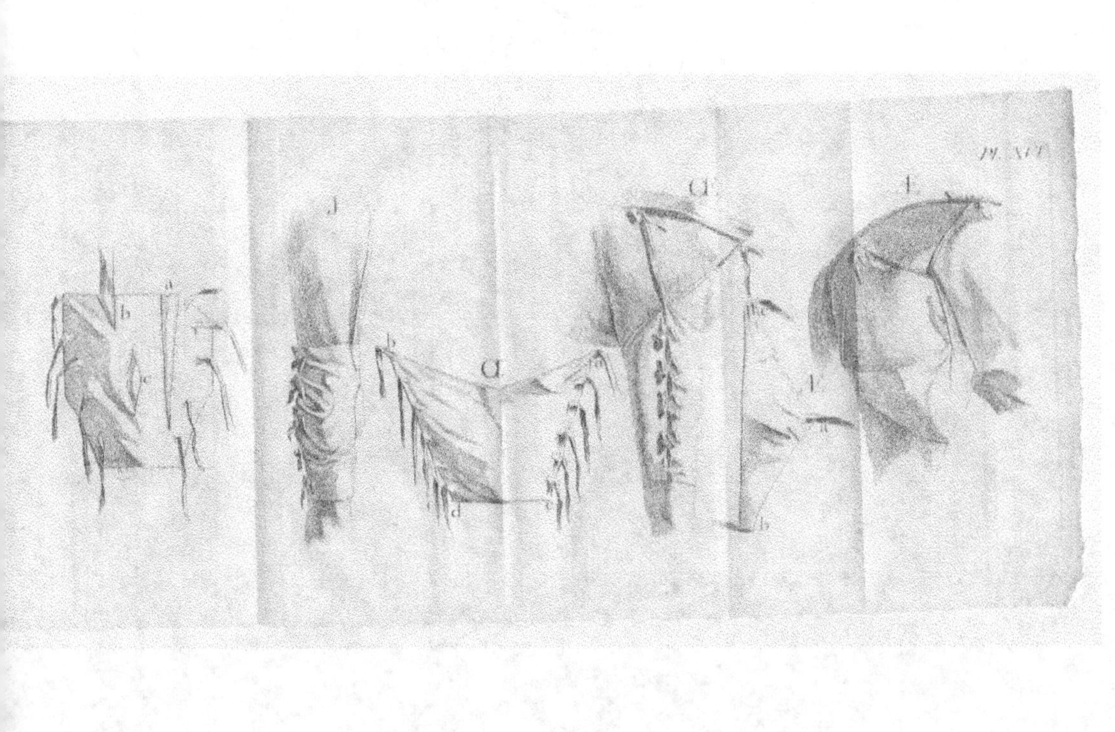

Pl. XVI.

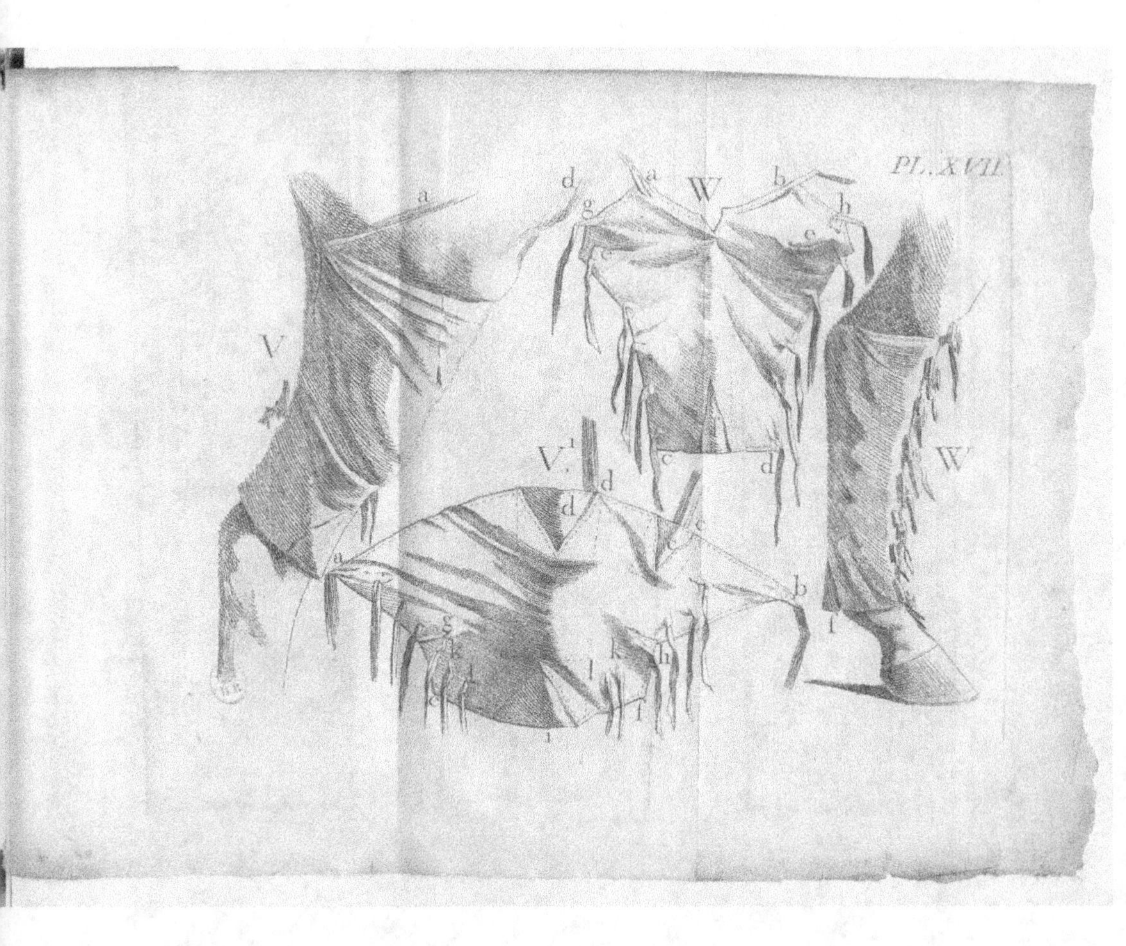
PL. XVII.

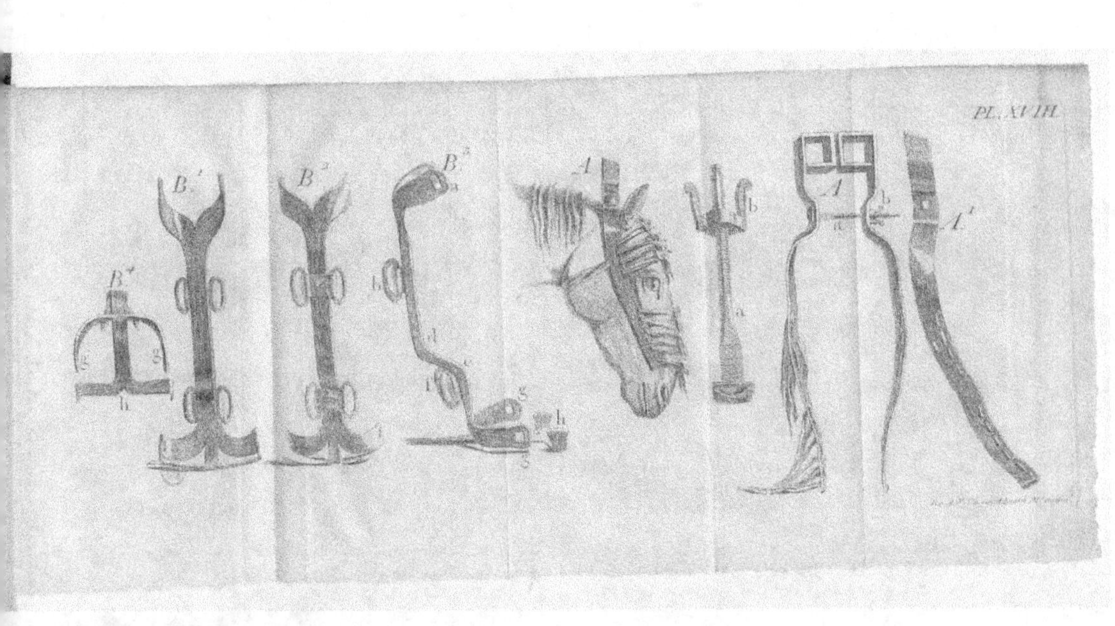

PL. XVIII.

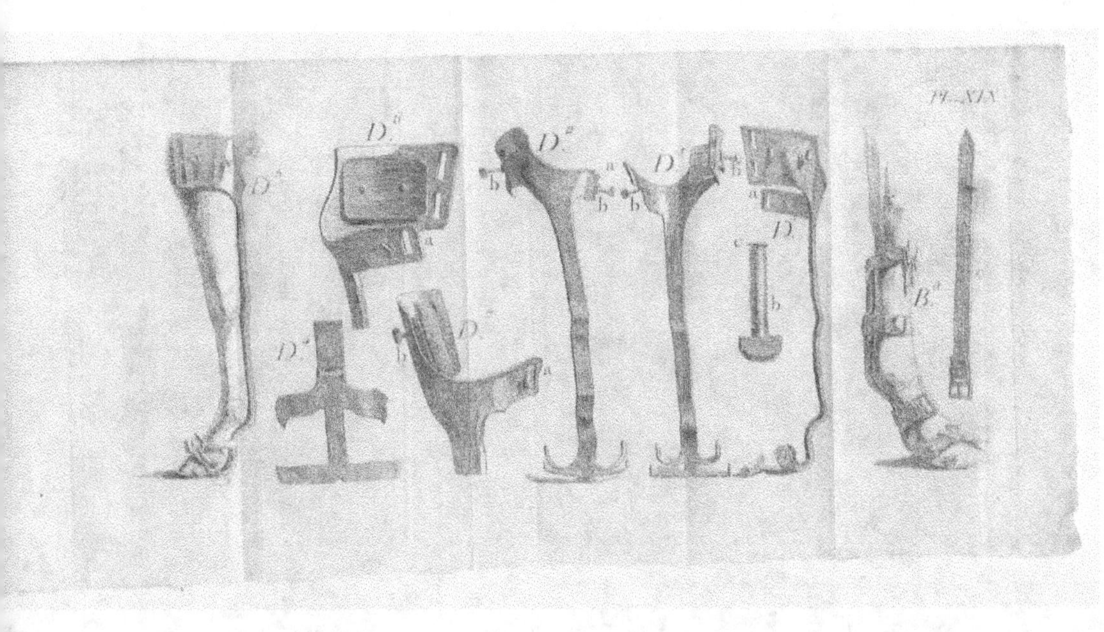
Pl. XIX

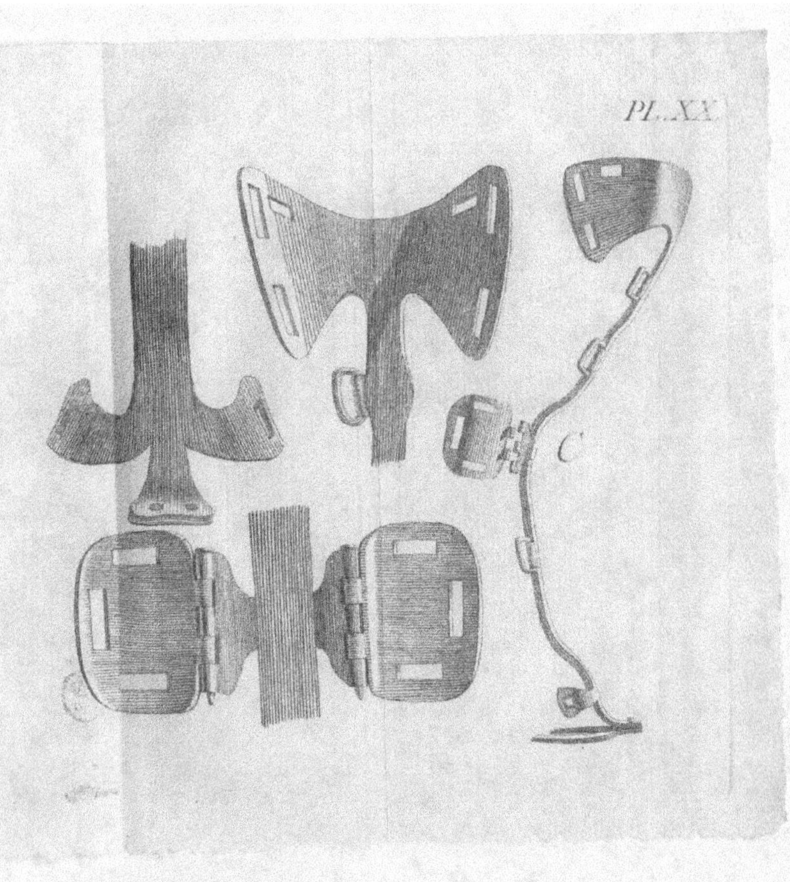
C

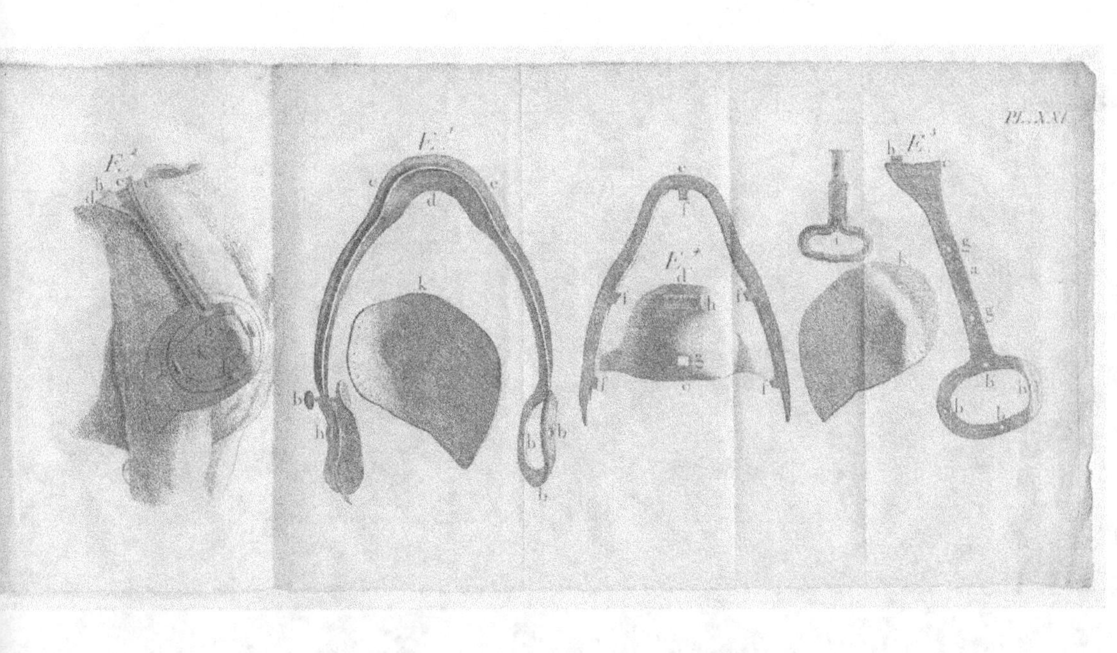
E.²
E.¹
E.³
E.⁴